ANNA KRAFT | ERIK JÄGER

EIN ARSCH
EIN ZIEL
MEINE
CHALLENGE

IN NUR 3 MONATEN ZUM ERFOLG!

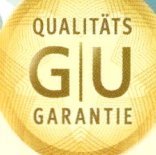

KAPITEL 1

KAPITEL 2

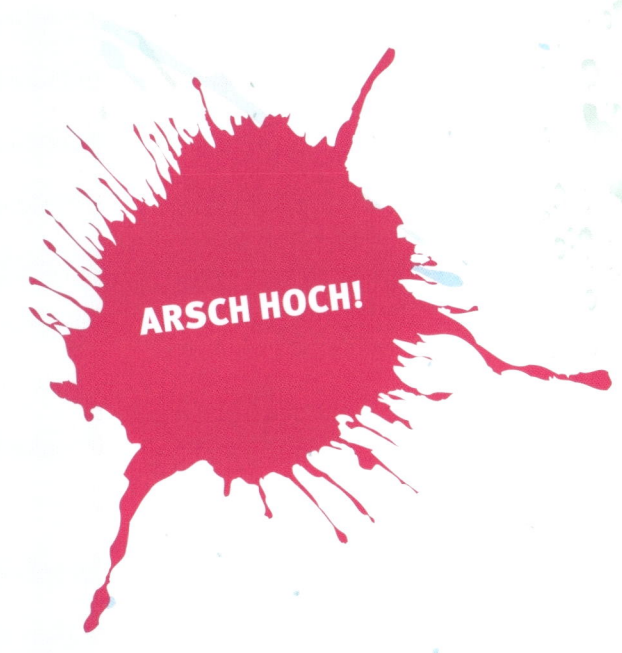

ARSCH HOCH!

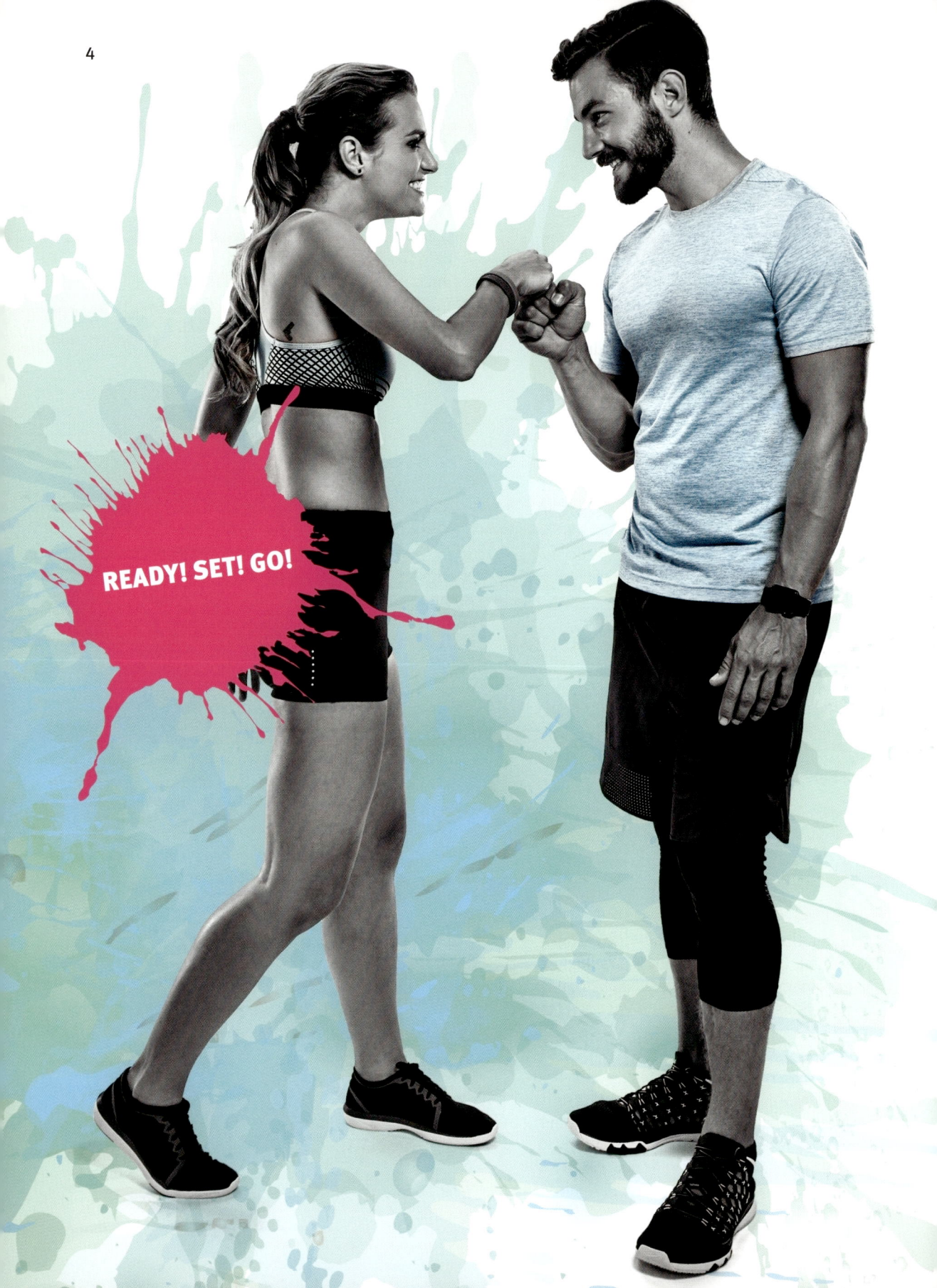

READY! SET! GO!

AN DEN HINTERN, FERTIG, LOS!

Wie oft hast du dir diese Fragen schon vor dem Spiegel gestellt: Kann ich das so anziehen? Sieht mein Hintern darin nicht komisch aus? Macht ihn das dick, platt oder ist das viel zu schlabbrig? Kategorie »Arsch frisst Hose« oder »kein' Arsch in der Hose«? Doch lieber zum Oversize-T-Shirt greifen, um die Hüften zu tarnen oder den viel zu flach wirkenden Popo zu kaschieren? Kenn ich alles von mir selbst.

Ich treibe seit Jahren regelmäßig Sport. Doch weder irgendein Fitnessprogramm noch meine Jahre als Leistungssportlerin in Leverkusen konnten meinen Plattarsch bislang in Form bringen. Da kann die Hose noch so teuer und gut geschnitten sein: Ein po-mpöses Hinterteil sieht einfach anders aus.

Dabei ist die weibliche Kehrseite doch das neue Dekolleté! Busenblitzer sind Schnee von gestern. Jennifer Lopez ist schon vor Jahren allen davongeritten. Für sage und schreibe 250 Millionen Dollar soll sie ihre zwei Backen versichert haben. Kim Kardashian marschiert in die gleiche Richtung. Hinten ist das neue Vorne. Hallöchen, Popöchen! Täglich zu bestaunen in immer wieder neuen Social-Media-Posts und auf Werbeplakaten.

DER NEUE HINGUCKER

Klar: Über die Fülle des Popos lässt sich streiten. Über die Definiertheit und Festigkeit nicht. Das eine ist nämlich Veranlagung (oder einem OP-Skalpell zu verdanken), das andere dagegen ist Training. Zielgerichtetes, effektives Training.

Die letzten Jahre drehte es sich in der Fitnessbranche bei den Ladies jedoch vor allem um den perfekten Bauch. Flach, straff und sexy soll er sein. So gesehen bin ich mit mir eigentlich ganz zufrieden. Aber was bringt mir der perfekteste Waschbrettbauch der Welt, wenn er bestenfalls im Sommerurlaub sowie bei den hierzulande wenigen Sommer-Sonne-See-Besuchen zum Vorschein kommt? Ein trainierter Bauch ist wunderbar, gar keine Frage. Ich mag ihn nicht missen, auch wenn er nicht rund um die Uhr zur Schau gestellt wird. Der Hintern aber ist allgegenwärtig. Immer! Sichtbar! Für! Jeden! Insofern ist er für mich das Körperteil schlechthin. Nirgendwo ist der Trainingsreiz größer. Ein Knackpo in Jeans, und schon ist der Look perfekt.

DIE KNACKPO-CHALLENGE

Seit über zehn Jahren bin ich in diversen Fitnessstudios, Kursen und bei verschiedenen Trainern. Vieles à la Bauch, Beine, Po! Bauch, ja! Beine, ja! Doch wo ist mein Po? Ein schweres Krafttraining der Beine führt eben nicht bei jedem zu einem gut ausgebildeten und kräftigen Gluteus maximus – zumindest nicht bei mir.

Erik hat mir erklärt, woran das liegt: Oft wird beim Workout zwar der gesamte Körper beansprucht, aber nur einzelne Teile der Pomuskulatur. Das bedeutet kräftige Beine und große Oberschenkel, aber der Hintern wirkt dadurch oft noch flacher und platter.

Es braucht also gezieltes Training, das sich auf das Hinterteil konzentriert und mit der Transformation meiner Rückansicht beschäftigt. Eine echte Challenge, zeitlich limitiert, mit maximaler Erfolgsaussicht. Nach dem Motto: Alles für den Traumarsch. Erik Jäger, der Coach an meiner Seite, hat ein Konzept ausgearbeitet, das sich mit den Muskelgruppen der vier Buchstaben beschäftigt. Das hat mich überzeugt.

Drei Monate, eine Challenge. Drei Trainingseinheiten von 30 bis 40 Minuten pro Woche. Zur Nachahmung empfohlen. Gemeinsam schaffen wir das. Ich bin gespannt, ob es funktioniert. Nein, ich weiß, dass es funktioniert. Weil es bei mir auch geklappt hat. Weil ich wollte, dass es funktioniert. Eben nach dem Motto: ein Arsch, ein Ziel!

Eure

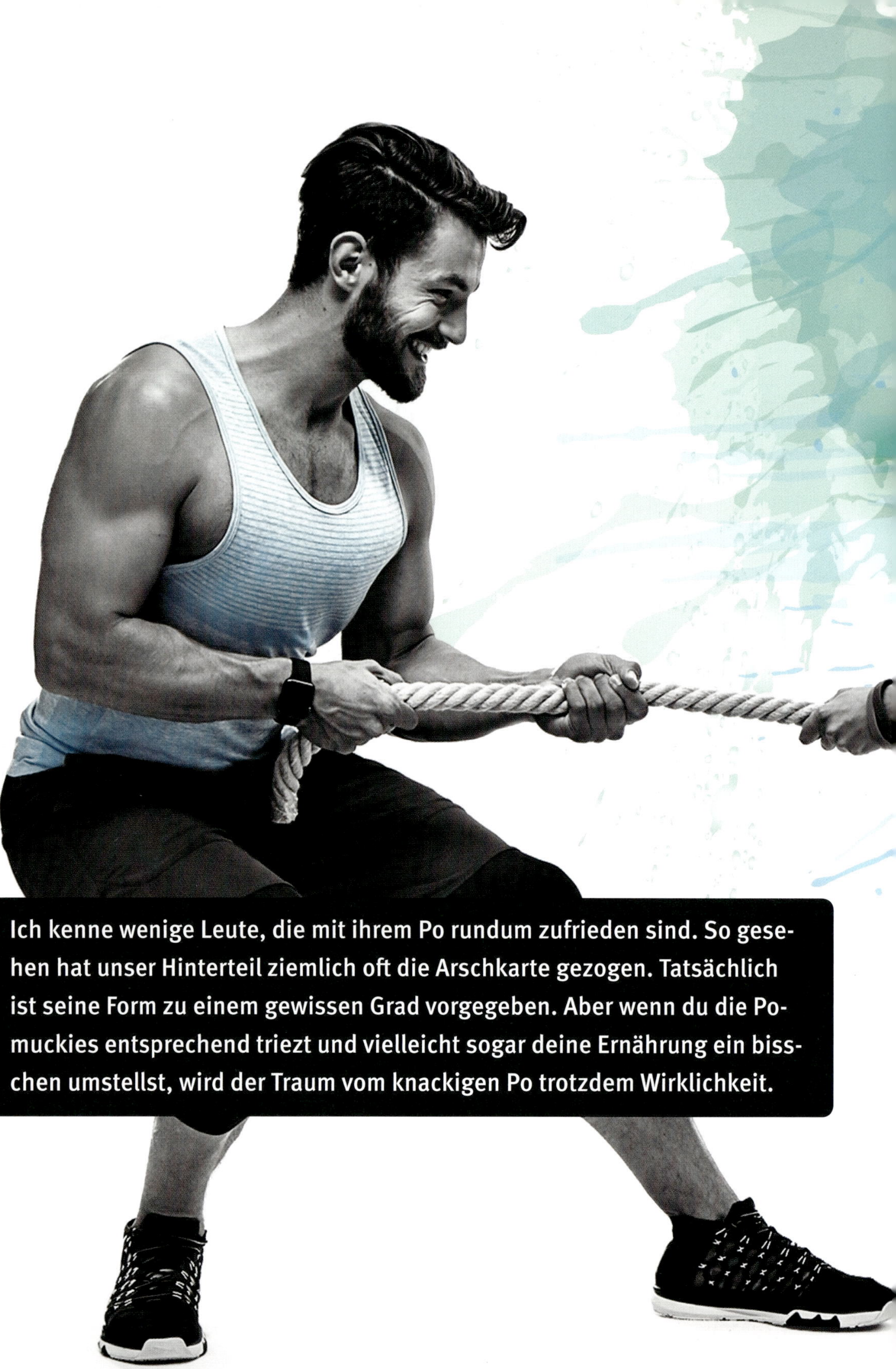

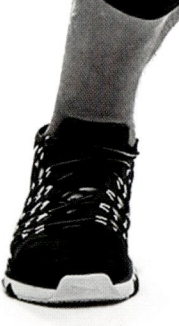
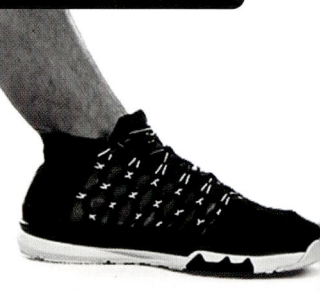

Ich kenne wenige Leute, die mit ihrem Po rundum zufrieden sind. So gesehen hat unser Hinterteil ziemlich oft die Arschkarte gezogen. Tatsächlich ist seine Form zu einem gewissen Grad vorgegeben. Aber wenn du die Pomuckies entsprechend triezt und vielleicht sogar deine Ernährung ein bisschen umstellst, wird der Traum vom knackigen Po trotzdem Wirklichkeit.

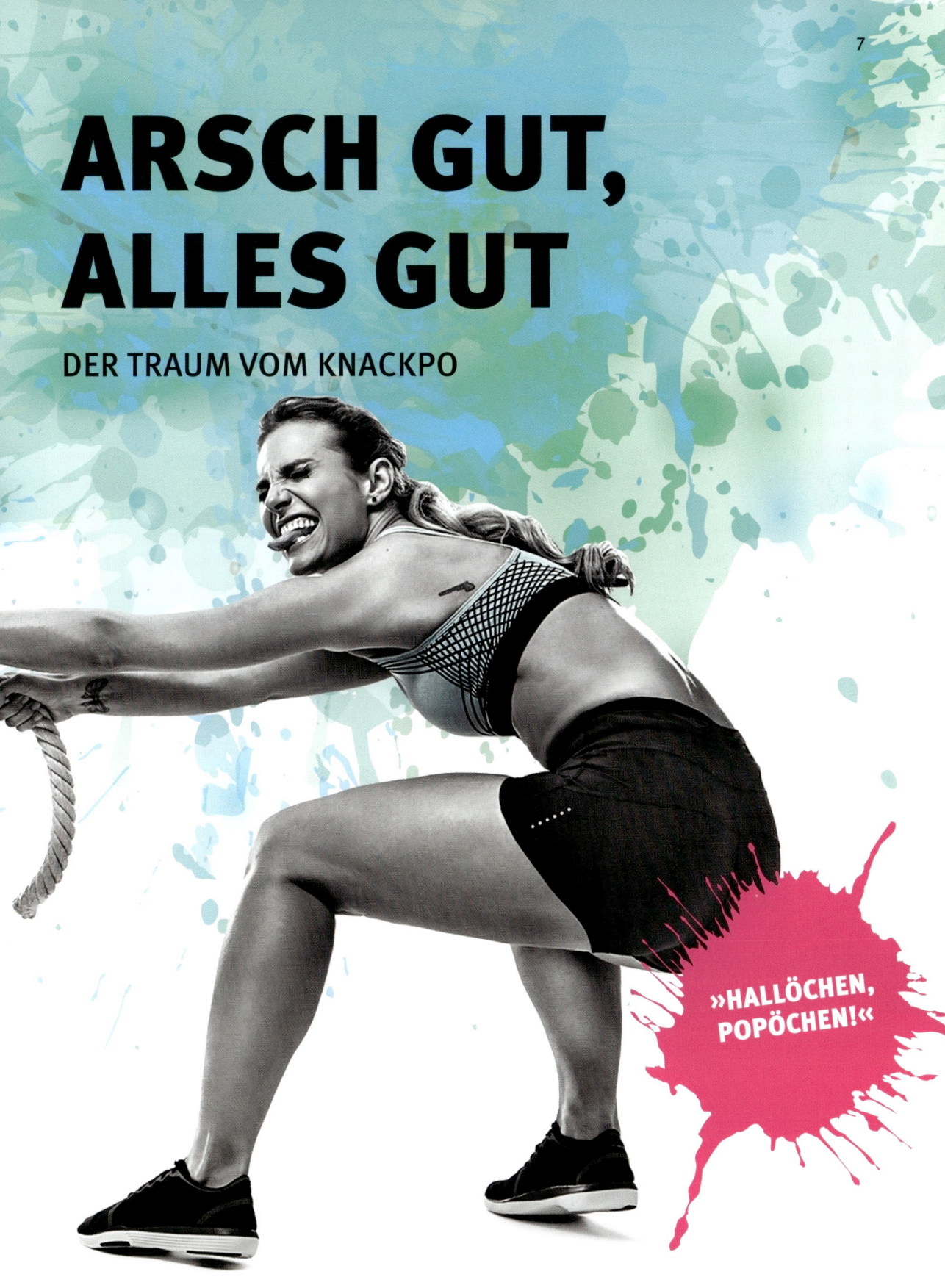

ARSCH GUT, ALLES GUT

DER TRAUM VOM KNACKPO

»HALLÖCHEN, POPÖCHEN!«

PO-MPÖSES HINTERTEIL

Po ist Po? Mitnichten! Es gibt flache, weiche, runde, breite und natürlich knackige. Den wollen wir alle haben und mit dieser Challenge klappt das auch endlich. Versprochen!

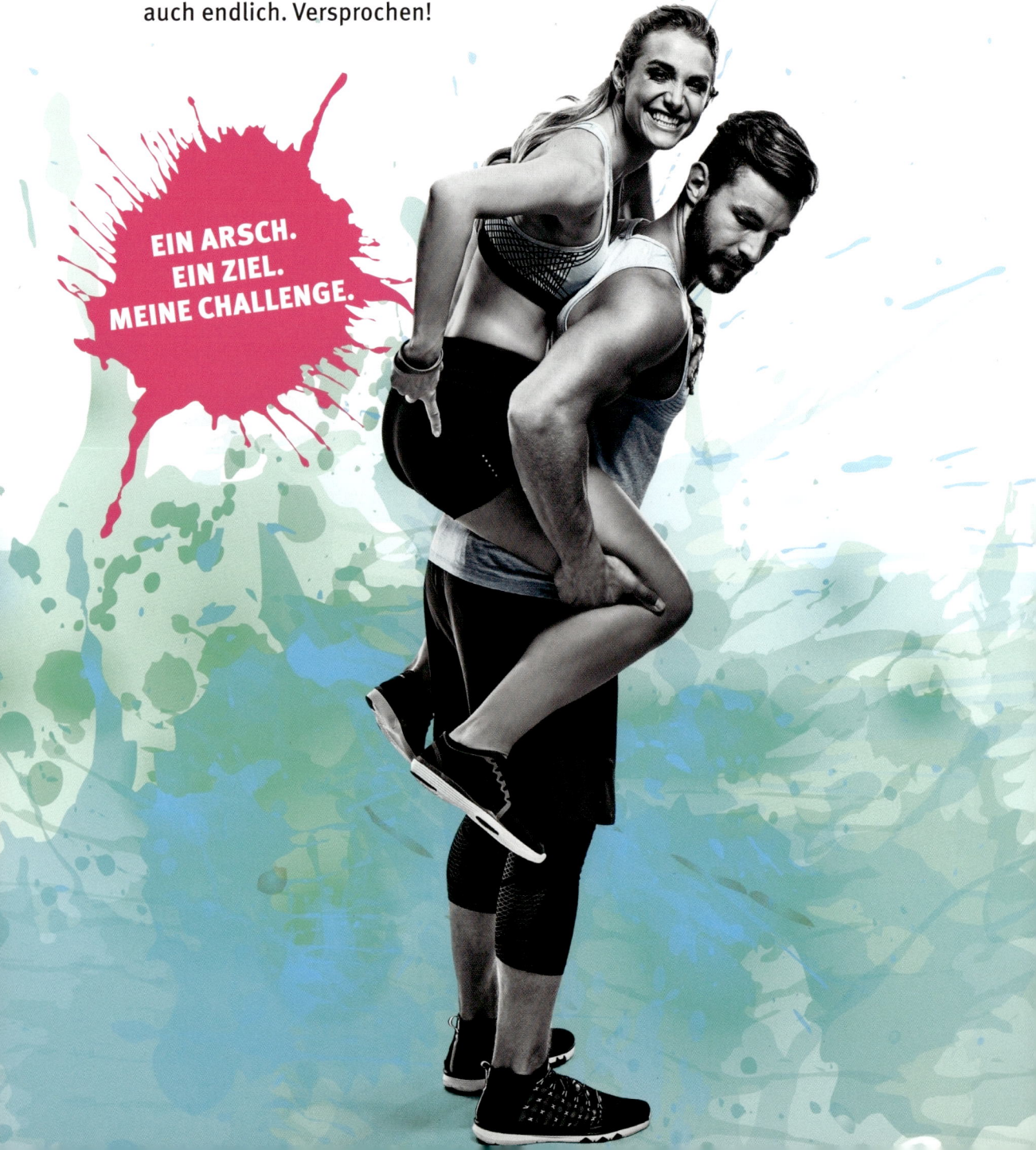

**EIN ARSCH.
EIN ZIEL.
MEINE CHALLENGE.**

DER ARSCH UND SEIN IMAGE

Arsch, der; männlich. So alt wie die Menschheit selbst. Seit Jahrtausenden begafft, geschätzt, diskutiert und verarscht. Zu klein, zu groß, zu dick, zu dünn, zu alles. Das Ideal ändert sich wie die Mode. Aber fest und rund ist zeitlos.

Wenn man es sich recht überlegt, ist es schon verwunderlich, dass dem Arsch ein männlicher Artikel vorgestellt wird. DER. Denn in der Regel wird er doch eher einem weiblichen Ideal zugeordnet und ist entsprechend gerade für Frauen oft die Problemzone Nummer 1. Trotzdem heißt es: der Arsch, der Podex, der Po, der Allerwerteste. Das Hinterteil und das Gesäß immerhin verhalten sich zumindest geschlechtslos. Gerade mal die Kiste und die vier Buchstaben zielen voll ins weibliche Zentrum.

HINTEN IST DAS NEUE VORNE

Es ist wirklich faszinierend, wie viele Gedanken man sich über ein Körperteil machen kann, dem man noch nie von Angesicht zu Angesicht gegenüberstand. Für das man sich vielmehr regelrecht in Pose werfen muss, um einen ungefähren Eindruck von ihm zu bekommen. Sicher, es gibt gewisse Signale von den Lieblingsjeans, die im letzten Jahr noch perfekt saßen. Insofern weiß man, was man an ihm hat – oder eben nicht mehr. Auch repräsentative Umfragen bestätigen: Der Arsch steht im Mittelpunkt, obwohl man ihn selbst nicht sieht. Männer begutachten bei Frauen immer zuerst die Rundungen (Frauen tun das übrigens genauso, sogar bei ihren Geschlechtsgenossinnen).

DIE MUSKELN

Die gute Nachricht: Das Gesäß ist der größte und zweitstärkste Muskel des Körpers. Und so lässt es sich auch am besten trainieren.

Die Popomuskulatur besteht vor allem aus dem großen Gluteus maximus, dem mittleren Gluteus medius und dem kleinen Gluteus minimus. Zusammen übernehmen die drei eine Vielzahl unterschiedlicher und im alltäglichen Leben überaus wichtiger Aufgaben im Körper. Ohne diese Muskeln könnten wir beispielsweise überhaupt nicht aufrecht stehen oder sitzen. Vom Beineanziehen, Beineabspreizen oder Treppensteigen mal ganz zu schweigen.

GLUTEUS MAXIMUS

Der größte der drei Pomuskeln, der Gluteus maximus, ist unerlässlich für den aufrechten Gang. Außerdem stabilisiert er die Hüfte in der Standbeinphase und ist der wichtigste Muskel für die Streckung unseres Körpers im Hüftgelenk, auch Hyperextension genannt. Was damit gemeint ist? Das siehst du, wenn du dich zum Beispiel seitlich vor einen Spiegel stellst und deine Hände links und rechts an dein Gesäß legst. Dir wird auffallen, dass dein Becken im normalen Stand, also in der neutralen Haltung, immer leicht gebeugt ist und leicht nach vorne abkippt. Spannst du den Po aber so fest wie möglich an, wird das Becken angehoben und du bist in der Hüfte maximal gestreckt. Lässt du den Po anschließend wieder locker, kippt das Becken zurück nach vorne ab.

ARMER ARSCH? VON WEGEN!

Dass wir Frauen an Oberschenkeln, Hüften und Hinterteil in der Regel etwas mehr zu schleppen haben, ist evolutionär so gewollt, medizinisch bestätigt und völlig normal. Wir kriegen die Kinder und sind die Erstversorger. Und die Energie dafür muss eben irgendwo ihren Platz finden. Deshalb aber gehören die Pölsterchen auf der Rückseite, will man sie wirksam bekämpfen, leider auch zu den hartnäckigsten. Aber immerhin sind sie so gesehen »gesünder« als jene am Bauch.

Nussknacker, die Übung

Hast du Lust auf ein kleines Poworkout für Zwischendurch? Diese Übung ist quasi unsichtbar, dafür aber sehr effektiv: Spann deinen Hintern 10 Sekunden an, so fest es geht, und lass die Muskeln dann wieder kurz locker. Und gleich wieder anspannen, kurz halten, locker lassen, anspannen, halten, locker lassen …

Du kannst diese Übung praktischerweise immer wieder in deinen Alltag einbauen. Wann immer du irgendwo warten musst: anspannen, halten, locker lassen. Wann immer du lässig irgendwo herumstehst: anspannen, halten und locker lassen.

Denke auch beim Workout daran, den Po am Ende jeder Übung noch einmal ganz bewusst anzuspannen, um die Hüften komplett zu strecken. Im Klartext heißt das: Nach jedem Squat, jeder Standwaage und jedem Single Leg Squat aktivierst du die Muskeln ganz bewusst aktiv, bevor du mit der nächsten Wiederholung startest. Spann sie noch mal ganz fest an. Gib alles!

GLUTEUS MEDIUS

Der zweite wichtige Muskel in unserem Arsch, der Gluteus medius, ist maßgeblich an der Abduktion beteiligt, also dem Abspreizen des Beins nach außen.

Praxistipp: Um den Gluteus medius bestmöglich zu trainieren, solltest du bei den Knackpo-Übungen ab Seite 24 darauf achten, die Knie stets nach außen zu drücken.

GLUTEUS MINIMUS

Der dritte im Bunde der Pomuskeln ist der kleine, aber immens wichtige Gluteus minimus, der gemeinsam mit dem medius eine funktionelle Einheit bildet. Zusammen stabilisieren sie die Hüfte vor allem beim Laufen und geben dem Becken bei einbeinigen Bewegungen und Übungen, wie zum Beispiel der Standwaage oder den Pistols, den nötigen Halt. So wird verhindert, dass du zur Spielbeinseite einkippst.

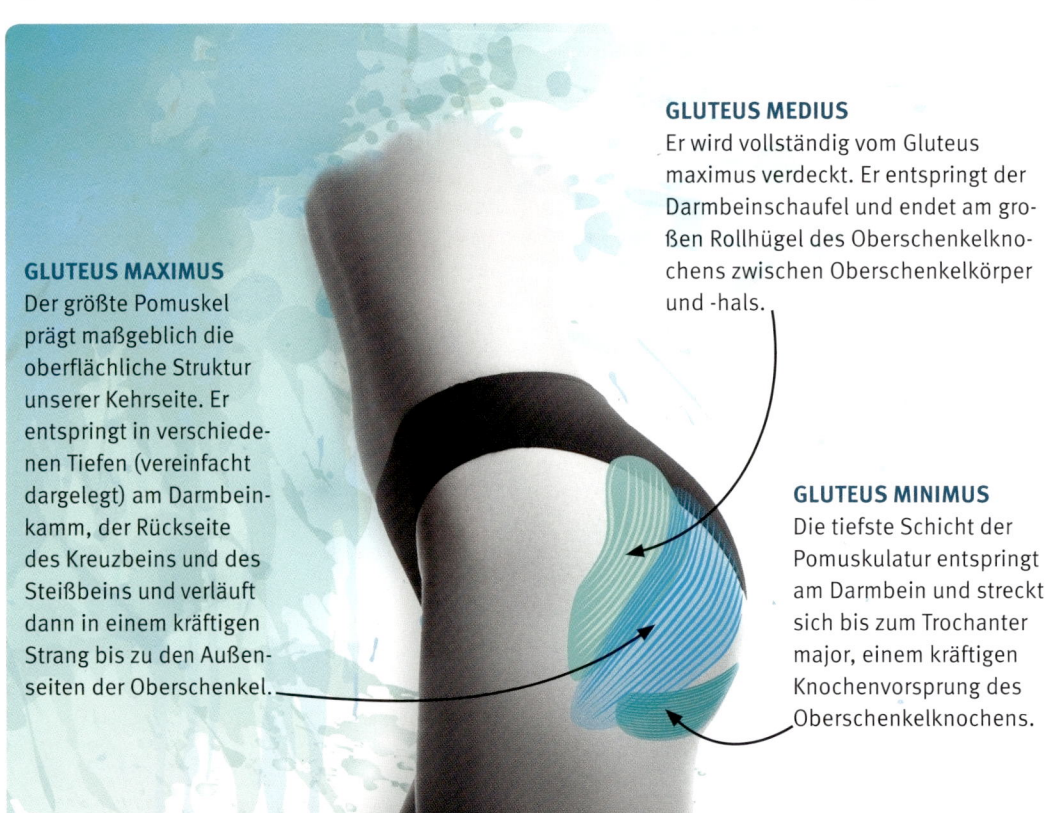

GLUTEUS MEDIUS
Er wird vollständig vom Gluteus maximus verdeckt. Er entspringt der Darmbeinschaufel und endet am großen Rollhügel des Oberschenkelknochens zwischen Oberschenkelkörper und -hals.

GLUTEUS MAXIMUS
Der größte Pomuskel prägt maßgeblich die oberflächliche Struktur unserer Kehrseite. Er entspringt in verschiedenen Tiefen (vereinfacht dargelegt) am Darmbeinkamm, der Rückseite des Kreuzbeins und des Steißbeins und verläuft dann in einem kräftigen Strang bis zu den Außenseiten der Oberschenkel.

GLUTEUS MINIMUS
Die tiefste Schicht der Pomuskulatur entspringt am Darmbein und streckt sich bis zum Trochanter major, einem kräftigen Knochenvorsprung des Oberschenkelknochens.

DIE UNTERSCHIED-LICHEN FORMEN

Warum das weibliche Gesäß in seiner Form, fast ein bisschen despektierlich, mit der Auslage eines Obst- und Gemüsestandes verglichen wird, ist für mich unverständlich. Apfel, Birne, Nektarine, Tomate und Kartoffel klingen erst mal wenig sexy. Warum zieht man da nicht gleich Vergleiche mit geometrischen Formen? Quadrat, Trapez oder Oval? Okay, so richtig herzlich klingt auch das nicht. Und die menschliche Vorstellungskraft profitiert nun mal von naheliegenden Bezügen. Also, welchen Po hast du?

APFEL

Der Apfelpo ist der beliebte Alleskönner: knackig und mit runden Backen. Wer diesen Hintern sein Eigen nennt, darf sich glücklich schätzen. Er sieht einfach immer gut aus und kann alles tragen – von kurzen Shorts über Minikleider bis hin zu engen Hosen ohne Taschen.

BIRNE

Seit Jennifer Lopez en vogue und auf Platz zwei der Traumformen: der Birnenpo. Er ist zur Hüfte hin eher schmal und wird nach unten fülliger. Bei einem Birnenpopo mit den charakteristischen längeren Hinterbacken gilt: Die Gesäßtaschen der Jeans dürfen eher ein bisschen kleiner sein. Auch ausgestellte Hosenbeine bringen dieses Hinterteil schön zur Geltung.

KARTOFFEL

Groß und breit ist er, der Kartoffelhintern, und nicht jede Frau ist damit einverstanden. Irgendwie blöd, denn bei rund einem

Drittel aller Frauen hat der Hintern genau diese Form. Doch mit einem guten Training ist zumindest eine glückliche und formschöne Kartoffel möglich.

NEKTARINE

Der Nektarinenpodex gilt wie seine Apfelschwester als Idealtypus. Er ist ebenfalls rund und straff, allerdings ein bisschen kleiner. Auch nicht schlecht.

TOMATE

Prall und rund, aber nicht so knackig wie der Apfel, kommt die Tomate daher, die übrigens bei uns Frauen am häufigsten vorkommt. Leider neigt der Tomatenpo wie die Kartoffel zu Cellulite. Aber zum Glück ist ein knackiges Workout auch da das beste Gegenmittel.

BIST DU POTYP A ODER B?

Trotz der Vielfalt hinsichtlich Form und Festigkeit: Der Einfachheit halber unterscheiden wir die Pos in diesem Buch für eine gezieltere Trainingssteuerung nur in A und B. Um herauszufinden, was davon auf dich zutrifft, stellst du dich vor den Spiegel und betrachtest dein Hinterteil.

TYP A

Denkst du: Irgendwie zu wenig? Wo ist eigentlich mein Arsch? Kategorie Plattarsch! Oder: Einfach nicht knackig genug! Dann gehörst du zu **Typ A** und solltest einen besonderen Fokus auf die entsprechend gekennzeichneten Übungen legen. Die kraftvolle Übungsausführung steht bei dir im Vordergrund. Auch zusätzliche Gewichte sind zu empfehlen.

TYP B

Du findest beim Blick in den Spiegel, dass gerade am Po und an den Hüften einfach ein bisschen zu viel dran ist? Du fändest es viel schöner, wenn alles ein bisschen schmaler und vor allem definierter wäre? Dann ordne dich **Typ B** zu.

TYPGERECHT TRAINIEREN

Klar, regelmäßige Workouts bringen deinen Po auf jeden Fall in Bestform. Aber darüber hinaus kannst du bei jedem Typ ganz gezielte Trainingsschwerpunkte setzen. Die dafür geeigneten Highlight-Übungen sind im Praxisteil noch mal extra gekennzeichnet. Und auch die Trainingspläne ab Seite 86 sind speziell auf A- und B-Potypen zugeschnitten. Für noch mehr Erfolg.

STATUS QUO UND ZIEL

Mein eigenes Hinterteil bewegt sich in seiner Form irgendwo zwischen Birne und Kartoffel. Dann hat sich die Evolution leider irgendwann verabschiedet. Genau diesem Abschied sollte es an den Kragen gehen. Abgesehen von der Kartoffel-Birnen-Form zähle ich mich eher zum Potyp A: Es fehlt die Muskelmasse und damit einfach die knackige Definition. Mit anderen Worten: Mein Hinterteil ist zu flach. Bisher hatte nichts geholfen, diesen Zustand nachhaltig zu verändern. Bis jetzt.
Mein Ziel war ein voluminöserer, rundlicherer, besser definierter Hintern – gerne deutlich mehr in Richtung Apfelpopo als bisher. Damit die Hose nicht nur am Bauch und an den Schenkeln sitzt wie eine Eins, sondern endlich auch am Hintern.
In einer dreimonatigen Challenge sollte meine rückwärtige Muskelpartie dafür ganz gezielt auf- und ausgebaut werden. Drei Monate! Danach sollte mein Hintern aufrecht stehen, fest und wohlgeformt sein.

MUSKELWACHSTUM

Unsere Muskulatur besteht aus Muskelfasern, die durch Proteineinlagerungen verdicken – so wird der Muskel aufgebaut. Dieser Vorgang nennt sich Hypertrophie. Muskeln können also genau genommen nicht wachsen, aber die Muskelfasern können sich verdicken.
Wird die Muskulatur wenig oder gar nicht trainiert, verwendet der Körper die Proteine darin zur Energiegewinnung und die Muskelmasse sinkt. Das ist blöd, denn je weniger Muskeln du hast, desto weniger Kalorien braucht dein Körper und desto weniger darfst du essen, wenn du nicht zunehmen möchtest. Mit jedem Kilo Muskelmasse dagegen steigt der tägliche Grundumsatz um 100 Kalorien.

BESTANDSAUFNAHME

Bevor ich mit dem Trainingsprogramm startete, dokumentierte ich meinen Allerwertesten schwarz auf weiß. Dasselbe solltest du auch tun. Das ist wichtig, denn nur so hast du nach zwölf Wochen harter Challenge den bestmöglichen Vergleich. Ein Bild sagt eben mehr als 1000 Worte.
Am besten lässt sich der Trainingseffekt messen, wenn du den Po nicht einfach fotografierst, sondern nachzeichnest. Dazu brauchst du zwei DIN-A4-Papiere (oder gleich ein DIN-A3-Papier) sowie zwei Stifte in unterschiedlichen Farben.

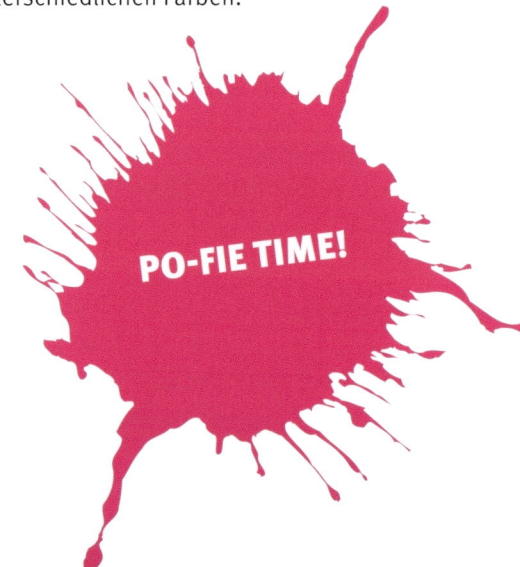

PO-FIE TIME!

Klebe die beiden Blätter aneinander, lege dich seitlich darauf und lass von einer Freundin, einem Freund oder deinem Partner mit einem Stift deine Poform nachziehen. Nach drei Monaten soll sie/er dann mit einer anderen Farbe auf demselben Blatt die Form des Hinterteils noch mal nachzeichnen. Jetzt kannst du vergleichen.

DIE CHALLENGE

Mehr Potraining, schön und gut. Aber warum eigentlich eine Challenge? Ganz einfach: Ich war schon immer ein Wettkampftyp. Als ehemalige Leistungssportlerin war das jahrelang meine Welt. Und als Sportmoderatorin bin ich im Moment eine Art Wettkampfbegleiterin. Ich mag die Herausforderung einfach. Mein Gegner? Bin ich selbst. Mein Ziel? Dem Idealbild möglichst nahe zu kommen. Aber reichen dazu wirklich schon drei Monate? Ist das möglich? Ja! Trainingsinhalte zeitlich zu begrenzen und Ergebnisse sichtbar werden zu lassen, ist ursprünglich eine Methodik aus dem Hochleistungsbereich. Aber machen und schaffen kann das jeder. Was die Challenge so effektiv macht:

- Dreimal in der Woche zwischen 30 und 45 Minuten Training: Das lässt keinen Platz für Ausreden. An dieser Stelle möchte ich gleich mal mit einem hartnäckigen Trainingsmythos aufräumen: Der Erfolg des Trainings hängt nicht von seiner Länge ab. Im Gegenteil: Kleine intensive Einheiten sind effektiver und sparen auch noch Zeit. Sehr praktisch.
- Du benötigst keine zusätzlichen Geräte, höchstens mal ein paar Getränkeflaschen. Noch praktischer!
- Der Weg zum Traumpo funktioniert ohne Skalpell und Wunderpillen. Allein mit purem Willen und purer Energie gegen den inneren Schweinehund. Perfekt!
- Wenn du noch einen besseren Effekt erzielen möchtest, kannst du deine Ernährung dem Training anpassen. Tipps und Hinweise dazu findest du ab Seite 15.

Ich liebe den Wettkampf und die Herausforderung. Nie wieder Plattarsch! Auf zum runden Apfelpopo! Auf in die Challenge!

DAS TRAININGSVERSPRECHEN

Bei mir hat das Ganze prima funktioniert. Die zwölf Wochen haben Spuren hinterlassen. Angenehme, schöne, sportliche Spuren. Mein Po hat an Knackigkeit, an Volumen und Definition deutlich zugelegt. Und ich bin sicher: Mit dieser Challenge kann es jeder schaffen. Du auch!
Das wirst du nach drei Monaten Training merken:

- **Typ A**: Der Popo wird knackig und prall. Der kleine oder flache Po, der vorher zu weich und nicht stramm genug war, ist jetzt fest und gut definiert
- **Typ B**: Das Ding wird fest. Auch ein großer, sehr weicher und undefinierter Po wird straffer und bekommt mehr Form. Ganz sicher! Die Größe, sprich den Umfang, wirst du allerdings nur dann verändern können, wenn du auch deine Ernährung langfristig umstellst. Die Kombination aus Ernährung und Training führt zum Erfolg. Außerdem solltest du verstärkt auf die Cardio-Einheiten von Seite 72 ff. setzen, um zusätzlich Kalorien zu verbrennen.

LOS GEHT'S!

Das brauchst du fürs Training:
- ein bisschen Platz
- angenehme Trainingskleidung
- ein großes und ein kleines Handtuch
- eventuell eine Trainingsmatte
- verschiedene Hanteln oder eine gefüllte PET-Flasche (1,5 bis 2 l; leichtes Gewicht)
- ein Sixpack Wasser oder Saft (à 1 l; mittleres Gewicht)
- einen Getränketräger mit gefüllten Flaschen (à 750 ml; schweres Gewicht)

TRAINING MIT GENUSS

Was Essen mit dem Po zu tun hat? Ziemlich viel, und das meine ich jetzt nicht nur verdauungstechnisch. Mit der richtigen Ernährung kannst du dein Training nämlich noch viel effizienter machen. Du baust damit Fett ab und Muskeln auf.

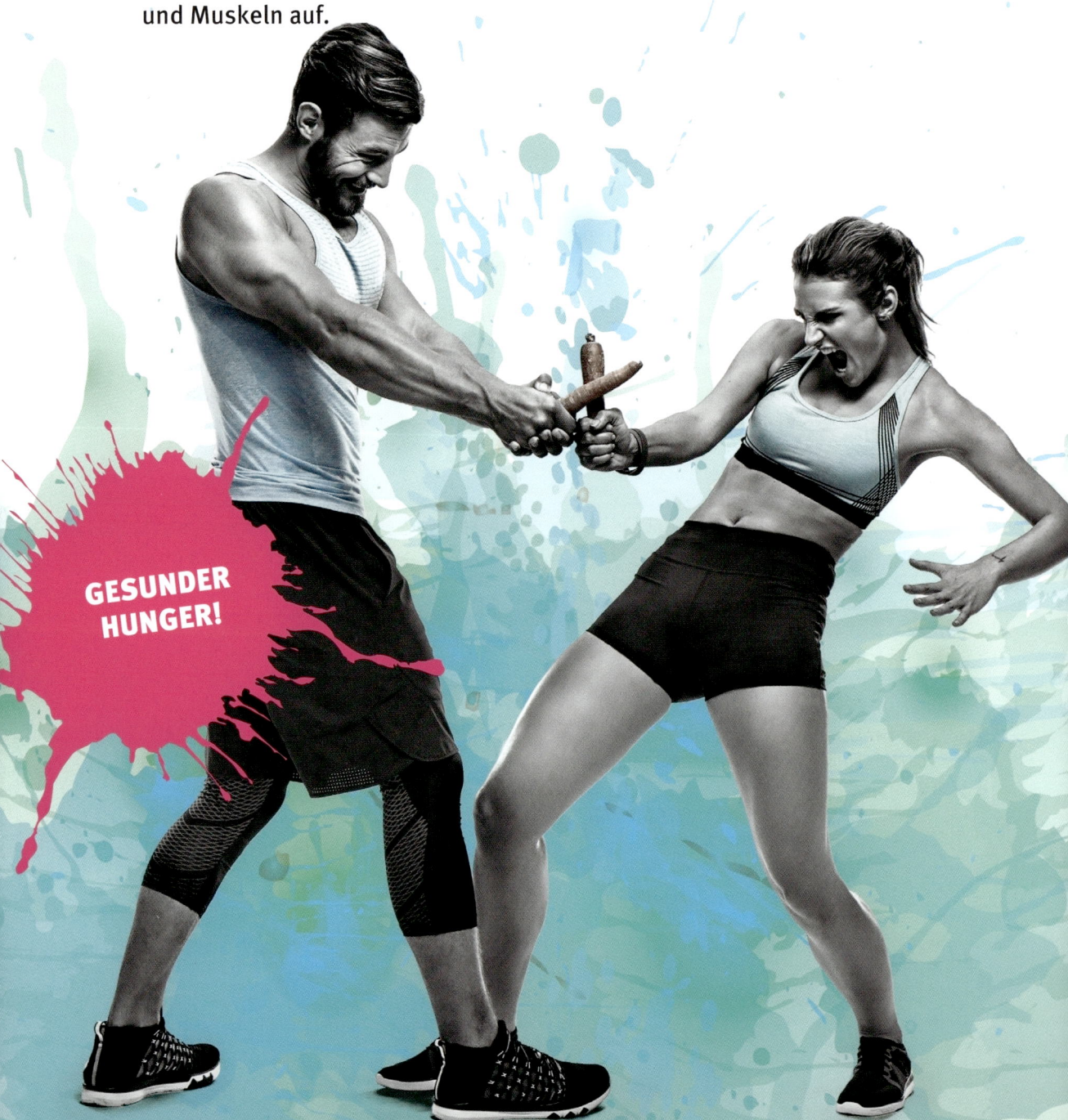

GESUNDER HUNGER!

DU BIST, WAS DU ISST

Ganz ehrlich: Ein muskulöser Körper, in diesem speziellen Fall ein muskulöser Arsch, ist kein Zufallsprodukt. Nur mit dem richtigen Training funktioniert es. Ohne die entsprechende Ernährung verfehlt allerdings auch das beste Trainingskonzept seine Wirkung. Denn beim Workout geht es in erster Linie um einen gezielten Muskelaufbau. Wenn du dem ein oder anderen Fettpölsterchen den Kampf ansagen willst, ist eine entsprechende trainingsbegleitende Ernährung also durchaus förderlich.

»Great abs are made in the kitchen« – das wusste schon Arnold Schwarzenegger. Wer seine Teller nur unter Tütensuppen, Mikrowellenpfannen und Fertigsaucen schiebt, braucht sich also nicht zu wundern, wenn das Endergebnis überschaubar ist.

KANTINENFOOD UND ANDERE ERNÄHRUNGSSÜNDEN

Ich kann selbst ein Lied davon singen, wie schwierig die richtige Ernährung ist. Wenn ich unterwegs bin oder lange im TV-Studio stehe, schaffe ich es oft nicht, regelmäßig und ausgewogen zu essen und mich gesund und fitnessorientiert zu ernähren. Schneller Hunger, wenig Zeit, zu spät, zu ungesund: Lässt sich alles nicht immer vermeiden. Wer sein Büro zu Hause hat oder sich in Mutterschutz befindet, hat Glück. Für alle anderen (und zu denen gehöre ich auch) hier ein paar Leitpunkte zum Thema Kantine und Co. Meine fünf Tipps, um Katastrophen entspannt zu umschiffen:

- Zwischen dem Frühstück zu Hause und dem Mittagessen im Büro schon etwas essen, zum Beispiel Obst, Rohkost, Quark oder Nüsse. So läuft der Magen nicht völlig leer in die Kantine auf.
- Anstelle einer Currywurst nur den Fisch oder das Putenfleisch/Steak vom Hauptgericht nehmen und mit einem großen Salat aufstocken.
- Saucen meiden, da es sich in Kantinen oft um Fertigprodukte handelt. Und die haben oft einen sehr hohen Fettanteil und einen ebenso hohen Zuckerzusatz.
- Vor der Fritteuse abbiegen. Lieber auf gedünstetes Gemüse setzen.
- Keine Eile! Das Sättigungsgefühl setzt leider nicht mit dem ersten Bissen ein. Auch wenn die Mittagspause an den meisten Tagen viel zu kurz ist: Zeit zum Essen muss man sich nehmen.

DIE »RICHTIGE« ERNÄHRUNG

Ich will an dieser Stelle keinen strikten Ernährungsplan aufstellen, denn dazu müsste man bei jedem Einzelnen die Lebensumstände individuell betrachten. Vielmehr geht es darum, das eigene Bewusstsein für nahrhafte, gesunde und qualitativ hochwertige Produkte zu schärfen. Gerade wir Frauen tun so viel für unser Äußeres. Was aber in unseren Körper darf, kommt häufig zu kurz. Dabei kann gute Ernährung den Trainingseffekt optimal unterstützen.

KAMPF DER CELLULITE!

Mein Coach Erik gab mir folgende Tipps gegen die lästigen Dellen am Po. Sie haben sich sehr gut bewährt.

- Morgens zum Frühstück ein Glas warmes Wasser trinken. Das spült die Giftstoffe der Nacht raus.
- Schneller Zucker ist Gift (Nutella mit Pancakes bleiben also wirklich die Ausnahme).
- Möglichst keine Fertigprodukte essen.
- Tierische Fette und Proteine besser durch pflanzliche ersetzen.
- »Grün« essen – Spinat, Salat und selbst gemachte Smoothies, dazu grüner Tee.
- Schwarzkümmel hilft nicht nur gegen Entzündungen, sondern auch gegen die ungeliebte Orangenhaut.

Gerade Frauen essen über den Tag verteilt häufig viel zu wenig und schlagen sich stattdessen abends den Bauch voll. Zwar greifen wir Mädels öfter zu Obst und Gemüse als die Herren der Schöpfung und ernähren uns somit deutlich vitalstoffreicher. Doch um Fettpölsterchen ab- und Muskeln aufzubauen, müssten wir auch kalorienhaltig essen. Morgens ein kleines Frühstück zu sich zu nehmen und dann über den Tag verteilt nur noch Rohkostgemüse mit Dip zu knabbern, ist eher kontraproduktiv. Denn der Körper drosselt dann die Stoffwechselaktivität deutlich. Im schlimmsten Fall führt das dazu, dass er anfängt, für die »harten Zeiten« Depotfett zu speichern. Und das wollen wir ja auf gar keinen Fall.

Es gibt heutzutage tolle Apps fürs Handy, die im Handumdrehen ausrechnen, wie viele Kalorien man am Tag benötigt. Lass dir deine persönliche Menge ausrechnen und unterschreite sie um nicht mehr als zehn Prozent. Das scheinen dir zu viele Kalorien, um möglichst schnell ein bisschen abzuspecken? Hab Geduld, auf Dauer wirst du Veränderungen feststellen. Die gesunde Ernährung steht im Vordergrund.

SNACKS FÜR TYP A UND B

- Frisches Obst sorgt für einen schnellen Energieschub.
- Nüsse oder auch mal ein spezieller Proteinriegel versorgen dich mit einer Extraportion Eiweiß. Ich zum Beispiel esse gegen den kleinen Hunger vor dem Training gerne eine Handvoll Mandeln.
- Wer es mag: ein bisschen Trockenfleisch aus der Snacktüte.

Falls dich nach einem langen Arbeitstag vor dem Training noch der kleine Hunger überfällt, kannst du hiermit ohne knurrenden Magen ins Training starten:
- Humusdips mit dunklem Brot
- Griechischer Joghurt
- Harzer Käse

KLEINES FUTTER-EINMALEINS

- Iss insgesamt regelmäßig! Morgens ein ordentliches Frühstück, dann das Mittagessen ausfallen lassen und dafür abends mehr essen ist totaler Quatsch. Aufholen geht nicht.
- Für den Fettabbau sind ausreichend Kalorien notwendig. Auch »Fett macht immer fett« ist ein Mythos.
- Training mit leerem Bauch kann für die Fettverbrennung zwar förderlich sein, aber es fehlt die Energie.
- Iss proteinreich! Proteine sind wichtig für den Muskelaufbau, schließlich besteht die Muskulatur aus Proteinen beziehungsweise Aminosäuren (das sind die kleinsten Eiweißbausteine). Wer seinem Körper im Anschluss ans Training zu wenig davon zuführt, verhindert, dass die Muskelfasern sich verdicken beziehungsweise dass die Muskeln wachsen.
- Setze auf komplexe , »langsame« Kohlenhydrate wie Kartoffeln und Vollkornprodukte (Nudeln, Weißbrot und weißen Reis einfach mal weglassen).
- Ersetze Fleisch 2- bis 3-mal pro Woche durch Fisch.
- Greife zu Nüssen statt zu Schokolade.
- Vermeide bei Salat Joghurt- oder French Dressing, entscheide dich lieber für kalt gepresstes Pflanzenöl.
- Wähle lieber pflanzlichen Brotaufstrich statt Käse und Wurst. Ja, auch Erdnussbutter ist erlaubt, aber bitte in Maßen (oder nimm eine Avocado als Belag).
- Brate mit Öl anstelle von Butter (am besten wäre jedoch Wasser).
- Trinke ausreichend, am besten Wasser (Cola und Energiedrinks, aber auch Saftschorlen enthalten viel Zucker).

Du siehst: Alles kein Hexenwerk. Man muss sich nicht nach hochwissenschaftlichen Regeln ernähren, es geht einfach nur darum, ein gewisses Bewusstsein zu schaffen – für einen maximalen Trainingserfolg.

Dazu gibt es hier nun noch ein paar spezielle Tipps für die Potypen A und B.

Typ A: Protein- und kohlenhdydratreich

Essen nicht vergessen! Als A-Typ solltest du regelmäßig und nicht zu wenig essen, denn deine Muskelfasern brauchen Futter. Du willst ja einen wohlgeformten Po. Komplexe Kohlenhydrate sind für deinen Muskelaufbau elementar. Vereinfacht gesagt sollte bei dir daher auf dem Speiseplan alles stehen, was dunkel ist: dunkles Brot, dunkle Nudeln, aber auch Quinoa oder Kartoffeln. Für die Hauptmahlzeiten kombinierst du die komplexen Kohlenhydrate mit Proteinen, isst also zum Beispiel: Kartoffeln, Quinoa oder Reis zu Fisch, Fleisch oder Quark. Übrigens: Während Reis, Kartoffeln und Nudeln reine Kohlenhydratlieferanten sind, enthält Quinoa dazu auch noch viele hochwertigen Proteine, Vitamine und Mineralstoffe. Sie ist also wesentlich gesünder.

Nach dem Training solltest du deine Kohlenhydratspeicher mit etwas Obst auffüllen, zusätzlich aber vermehrt auf proteinhaltige Snacks wie Nüsse, Humus, griechischen Joghurt oder Käse setzen. Wenn es schnell gehen muss, tun es auch Proteinriegel. Das Wichtigste: Unbedingt innerhalb einer Stunde nach dem Workout essen, um die verbrauchten Energiereserven wieder aufzufüllen und Eiweiß »einzulagern«.

Typ B: Eher Low Carb

Auch wenn du ein bisschen abnehmen willst: Halte Abstand von Ideen wie »Iss die Hälfte«, denn die Kalorienzufuhr sollte nicht auf ein Minimum reduziert werden. Extremdiäten zehren den Körper nur aus und sorgen dafür, dass dein Stoffwechsel noch langsamer wird. Berücksichtige lieber die oben genannten Punkte zur ausgewogenen Ernährung. Es kommt nicht auf die Menge an, sondern darauf, was du isst. Extratipp für den B-Typ: Minimiere die Kohlenhydratzufuhr im Laufe des Tages (maximal zum Frühstück, zum Mittagessen hin reduzierter, abends möglichst weglassen). Auch für deinen Typ gilt: Fülle deine leeren

GUTEN-MORGEN-DRINK

Mein Wachmacher für den Tag: Ein Glas warmes Wasser mit dem Saft einer halben Zitrone. Die Zitrone enthält neben Vitamin C viel Kalzium und Kalium sowie Spuren von Eisen und Vitamin A. Außerdem wirkt sie antibakteriell. Vorsicht: Das Wasser darf nicht zu heiß sein, sonst werden die hitzeempfindlichen Vitalstoffe aus der Zitrone zerstört.

Energiereserven nach dem Workout innerhalb von 60 Minuten wieder auf, damit der Körper sich regenerieren und der Muskelaufbau starten kann. Liegt die Trainingseinheit am Abend, empfiehlt Coach Erik, überhaupt keine Kohlenhydrate mehr zu essen, sondern ebenfalls nur auf Proteine zu setzen (zum Beispiel Fisch, Fleisch, Quark oder auch Hülsenfrüchte).

Anders sieht es aus, wenn du schon vor dem Frühstück oder dem Mittagessen trainierst. Dann sind auch Kohlenhydrate wie zum Beispiel Kartoffeln, Quinoa und Co. nach dem Workout erlaubt.

Naschis

Süßigkeiten sind tatsächlich das Schlimmste. Bitter, wenn man wie ich Schokolade liebt und einem das kein Fitnessprogramm der Welt abgewöhnen wird. Morgens mal Pancakes mit Nutella oder ein Schokoriegel zwischendurch sollten deshalb drin sein. Aber eben nicht jeden Tag. Weil eins auch klar ist: Wer bewusster isst, tut das mit mehr Genuss. Und noch ein Trost: Wer genussvoll nascht, anstatt zu schlingen, dem reichen auch viel kleinere Mengen, um glücklich zu sein.

Das also ist mein kleines Einmaleins in Sachen Ernährung und ich fahre gut damit. Letztlich muss aber jeder für sich herausfinden, wie sich eine fitnessunterstützende Ernährung im Alltag umsetzen lässt. Probiere aus, was dir guttut und womit du dich am wohlsten fühlst.

MEINE LIEBLINGSREZEPTE

Diese Mahlzeiten liefern auf die Schnelle gesunde Kohlenhydrate, wichtige Proteine, gute Fettsäuren und viele wertvolle Vitamine und Mineralstoffe für den Muskelaufbau und mehr Energie.

GRÜNZEUG MAL ANDERS

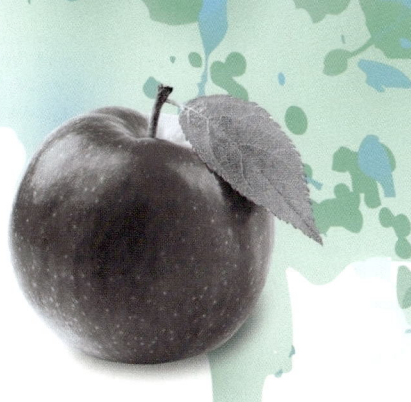

FRÜHSTÜCK/TYP A UND B: PORRIDGE MIT OBST

200 ml Hafer- oder Mandelmilch, 70 g Haferflocken, Obst nach Wahl (ich mag gerne frische Kirschen, Apfel, Himbeeren oder TK-Beeren), ½ TL Honig

Hafer- oder Mandelmilch (ersatzweise auch nur Wasser) zusammen mit den Haferflocken in einem Topf 3–5 Minuten leise köcheln lassen. Dabei immer wieder umrühren, damit nichts anbrennt. Währenddessen das Obst in mundgerechte Stücke schneiden. Honig in die Haferflocken rühren und alles in eine Schüssel füllen. Mit den Früchten garnieren.

MITTAGESSEN/TYP A: AVOCADOPESTO

1 weiche Avocado, 3 Knoblauchzehen, 1 Handvoll frisches Basilikum (oder ½ TK-Päckchen), 40 g geriebener Parmesan, 2 EL Olivenöl, 1 EL Balsamico-Creme, Salz und Pfeffer

Avocado halbieren, den Stein entfernen, das Fruchtfleisch mit einem Löffel auslösen und grob würfeln. Knoblauch schälen und hacken. Mit Basilikum und Parmesan zur Avocado geben und auf schwächster Stufe mit dem Pürierstab zerkleinern. Nach und nach Olivenöl und Balsamico-Creme dazugeben, bis eine cremige Masse entsteht. Noch 1 EL Wasser dazu, mit etwas Salz und Pfeffer abschmecken – fertig ist mein Lieblingspesto! Passt zu allen Pastasorten, aber am besten eignen sich Dinkel-Spaghetti. Finde ich. Die Pasta direkt im Topf mit der Pestosauce vermengen.

MITTAGESSEN/TYP B: ROSENKOHL-KOKOS-SUPPE

400 g Rosenkohl, 1 Knoblauchzehe, 1 haselnussgroßes Stück Ingwer, 1 TL Olivenöl, 200 ml Gemüsebrühe, 50 ml Kokosmilch, 1 TL Curry, Salz und Pfeffer

Den Rosenkohl waschen, putzen und in einem Topf mit Salzwasser 15 Minuten gar kochen. Abgießen. Währenddessen Knoblauch und Ingwer schälen, fein hacken und in Olivenöl dünsten. Mit der Brühe und Kokosmilch ablöschen, Curry einrühren. Rosenkohl dazugeben und alles kurz aufkochen lassen. Mit Salz und Pfeffer abschmecken. Wer will, kann alles anschließend noch mit dem Pürierstab zerkleinern. Ist aber kein Muss.

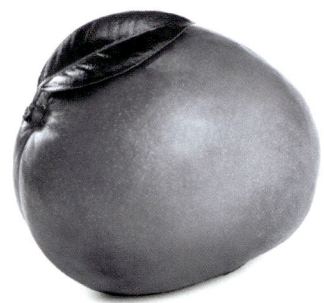

ABENDESSEN/TYP B: BUNTER SALAT

250 g Rucola, 200 g Cocktailtomaten, 1 Avocado, 1 Mango, 1 Päckchen kleine Mozzarellakugeln, 250 g Hähnchenbrust (Vegetarier setzen hier einfach auf Tofu), Salz und Pfeffer, 1 TL Currypulver, 1 EL Orangensaft, 1 EL Dijon-Senf, 1 Prise Zucker

Den Backofen auf 180 °C (Umluft) vorheizen. Rucola waschen und trocken schleudern. Tomaten waschen und halbieren. Avocado schälen, entsteinen und das Fruchtfleisch in kleine Würfel schneiden. Mango ebenfalls schälen, entkernen und das Fruchtfleisch würfeln. Mozarellakugeln halbieren. Die Hähnchenbrust in fingerdicke Streifen schneiden, mit Salz, Pfeffer und Curry würzen und von beiden Seiten je 2 Minuten in etwas Wasser andünsten. Danach im heißen Backofen bei 100 °C in etwa 10 Minuten fertig garen.

Für das Dressing Orangensaft und Senf mit Zucker sowie je 1 Prise Salz und Pfeffer verrühren. Wahlweise noch einen Spritzer Zitronensaft dazugeben – hier ist jedoch Vorsicht geboten, denn zu viel Zitrus macht die Geschichte bitter. Das Dressing vorsichtig mit den vorbereiteten Salatzutaten vermengen.

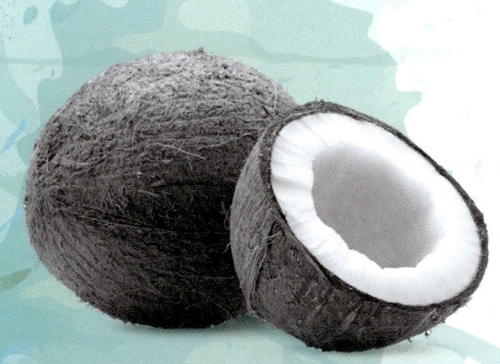

ABENDESSEN/TYP A: »VOGELNEST«

1 große Süßkartoffel (oder zwei kleine), 2 EL Kokosöl, Salz und Pfeffer, wahlweise 1 Prise süßes Paprikapulver, Tiefkühlkräuter oder Kräuter der Provence, 3 Eier

Den Backofen auf 170 °C (Umluft) vorheizen. Süßkartoffel(n) schälen und mit der Reibe in dünne Scheiben schneiden. Öl in einer ofenfesten Pfanne erhitzen und die Süßkartoffeln in die Pfanne geben. Für ca. 6 Minuten anbraten, dabei immer wieder wenden. Mit Salz, Pfeffer und Gewürzen deiner Wahl versehen. Die Eier über den Süßkartoffelstreifen aufschlagen und die Pfanne für ca. 10–12 Minuten in den heißen Backofen stellen – je nachdem, wie weich oder fest die Eier werden sollen. Nach Wunsch ein paar frische TK-Kräuter drübergeben, und fertig ist die Schlemmerpfanne.

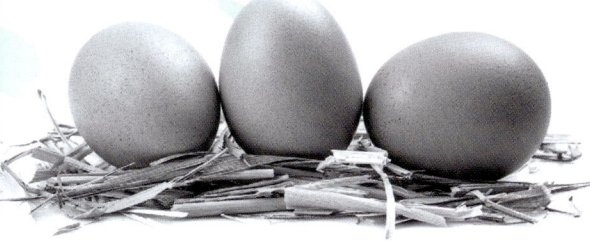

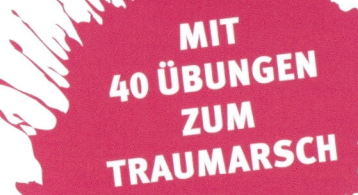

MIT 40 ÜBUNGEN ZUM TRAUMARSCH

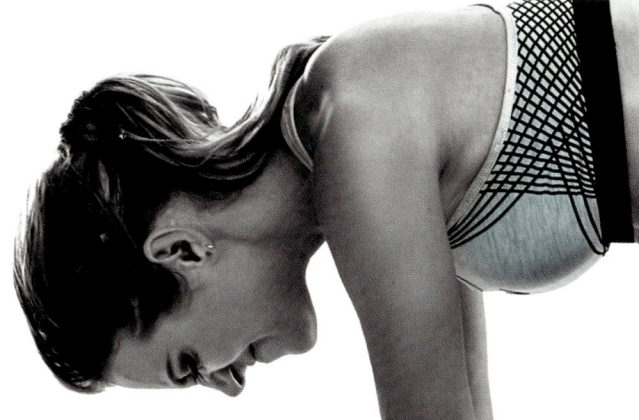

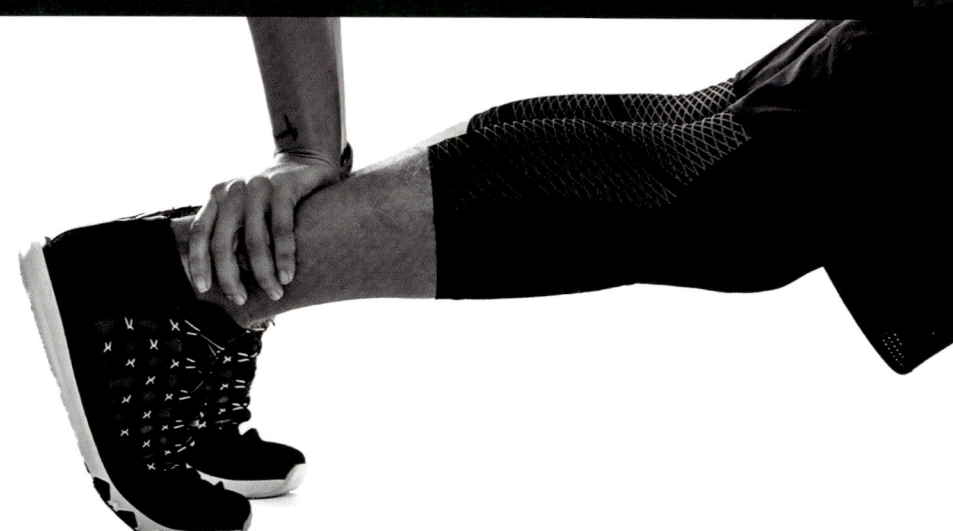

Mit den Übungen auf den folgenden Seiten habe ich es geschafft, meinen Po in nur drei Monaten endlich in die Form zu bringen, die ich mir immer gewünscht habe. Also: Genug Theorie, jetzt geht es endlich richtig los.

DEIN POTRAINING

DIE CHALLENGE BEGINNT

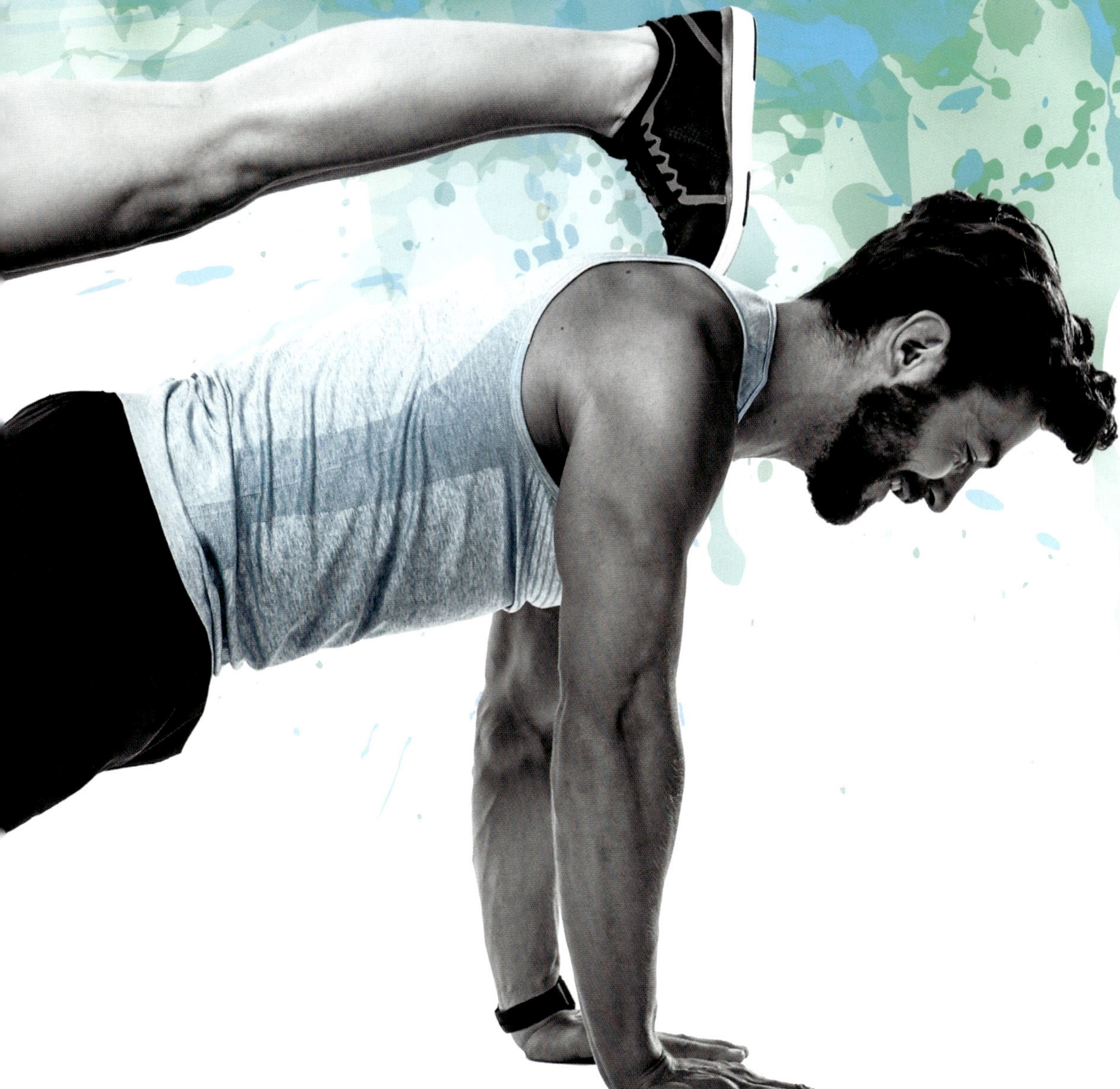

RAN AN DEN ARSCH!

In diesem Kapitel findest du alle Übungen, die du für die Knackarsch-Challenge kennen musst und die dich in den nächsten drei Monaten deinem Ziel von Woche zu Woche immer näher bringen werden.

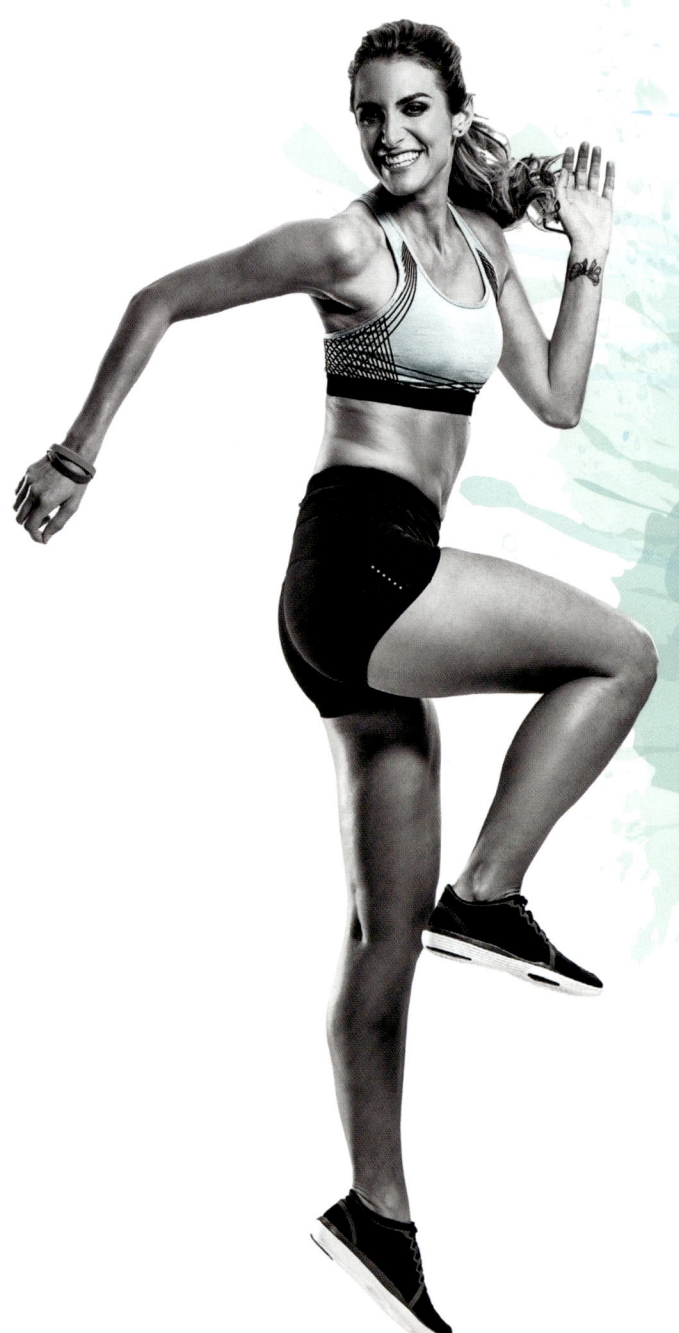

WARM-UP UND COOL-DOWN

Vor jedem Training ist erst einmal Aufwärmen angesagt. Die besten Übungen dazu findest du ab Seite 24. Plane an jedem Challengetag ein paar zusätzliche Minuten dafür ein.
Dasselbe gilt für das abschließende Dehnen. Es hilft den Muskeln, eigentlich deinem ganzen Körper nach dem Training wieder in den Normalmodus zu schalten, und ist schon der erste Teil der Regenerationsphase. Und die ist wichtig, damit die Muskeln wachsen. Die effektivsten Dehnübungen findest du ab Seite 76.

DIE TRAININGSPLÄNE

Ab Seite 32 lernst du alle Basisübungen kennen und kannst Schritt für Schritt nachlesen, wie du sie sauber ausführst. Anders als beim Warm-up findest du dort keine Wiederholungszahl. Denn mein Coach Erik hat für die nächsten Monate drei unterschiedlich harte Level zusammengestellt, um mein (und natürlich auch dein) Hinterteil in Form zu bringen. Die Intensität, also die Anzahl der Wiederholungen, sowie die Gewichte und die Komplexität der Übungen steigen dabei von Level zu Level kontinuierlich an.

In den Trainingsplänen ab Seite 86 erfährst du, welche Übungen du in welchen Wochen durchführst und in welcher Anzahl, Intensität und Reihenfolge du sie übst. Das Wichtigste dabei ist immer, dass du sie trotz steigender Wiederholungen kontrolliert und sauber ausführst. Wem das Programm allein nicht ausreicht, für den hält Erik noch ein paar besondere Schmankerl bereit. Auf Seite 85 verrät er, wie du den Alltag für deinen Allerwertesten noch po-sitiver gestaltest und so das Training ganz nebenbei immer wieder unterstützen kannst.

RUNDUMPROGRAMM

Die Übungen auf den folgenden Seiten unterteilen sich in knie- und hüftdominante Trainingseinheiten (siehe Seite 32 ff. und 48 ff.) sowie in Übungen für Oberkörper und Core (siehe Seite 58 ff.) und die Ausdauer (siehe Seite 72 ff.). Geschickt kombiniert ergibt sich so ein umfassendes Workout, das dich deinem Ziel Knackpo von Woche zu Woche immer näher bringt.

Zugegeben: Manche Übungen waren auch für mich erst mal ganz schön anstrengend. Aber bei den meisten habe ich trotzdem gleich gemerkt, was sie bewirken – und manche tun sofort einfach nur gut.

NACHHILFE GEFÄLLIG?

Sauber ausgeführte Kniebeugen (Squats) sind so ziemlich die beste Poübung und daher für die Challenge elementar. Darum hat sich Erik für alle, die sich damit noch ein bisschen schwertun, ein paar Nachhilfeübungen überlegt. Ab Seite 80 erfährst du, wie du dich squatmäßig verbessern kannst.

REGENERATIONSZEITEN

Für viele immer noch ein »Geheimnis«: Nur wer zwischen seinen Workouts ausreichend pausiert, wird Erfolg haben. Wer dagegen eine »verkaterte« Muskulatur trainiert, erreicht gar nichts. Höre also auf deinen Körper und überlaste dich nicht.

Zwischen jeder Trainingseinheit sollte eine Pause von mindestens 24 bis 36 Stunden liegen – auch wenn du unterschiedliche Muskelgruppen trainierst. Willst du dieselben Muskelgruppen herausfordern, sollte die Pause sogar noch länger sein: mindestens 48 bis 72 Stunden.

WARM-UP

Mobilisation und Aktivierung sind vor jedem Training ein absolutes MUSS. Nur so werden Muskulatur und Bewegungsapparat auf das anstehende Training vorbereitet. Die Übungen auf den folgenden Seiten werden vor jedem Challenge-Tag durchgeführt.

CAT AND COW

Zur Mobilisation der Lendenwirbelsäule.

1 Ausgangsposition ist der Vierfüßlerstand: Die Knie sind unter der Hüfte, die Handgelenke unter den Schultern aufgestellt.

2 Runde den Rücken zunächst so stark wie möglich. Den Kopf senkst du dabei zwischen die Arme. Spürst du die Dehnung?

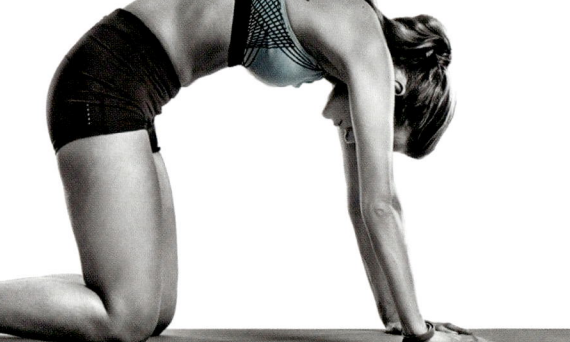

3 Anschließend gehst du leicht ins Hohlkreuz, hebst dabei den Kopf wieder an und richtest deinen Blick nach vorne. Wichtig: Der Bauch ist angespannt.

4 So geht es im Wechsel immer weiter: Katzenbuckel, leichtes Hohlkreuz, Katzenbuckel, Hohlkreuz ... Dabei atmest du beim Einrollen aus, beim Aufrollen ein.

Je 10-mal.

ANNAS STATEMENT

Miauuu! Das ist sehr angenehm für den Rücken. Sollte man viel häufiger machen.

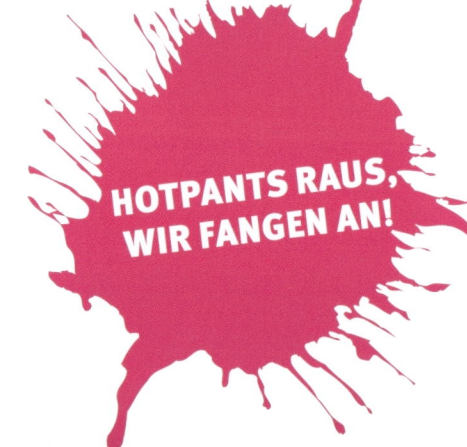

HOTPANTS RAUS, WIR FANGEN AN!

BWS-ROTATION

Mobilisiert die Brustwirbelsäule.

1 Ausgangsposition ist wieder der Vierfüßlerstand. Lege die rechte Hand in
den Nacken und führe den rechten Ellbogen
zum linken Unterarm. Die Hüfte bleibt fest,
bewegt sich also nicht mit.

2 Drehe dich langsam wieder auf, der
Ellbogen zeigt dabei so weit wie möglich
nach oben. Die Augen folgen ihm.

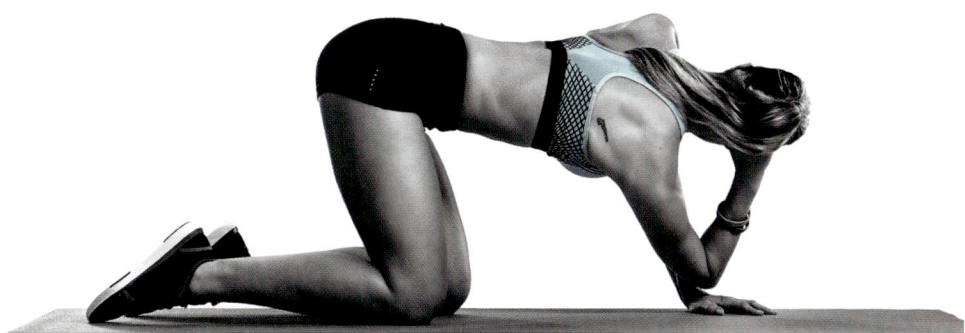

3 Und wieder eindrehen.

4 Beim Aufdrehen atmest du ein, beim
Eindrehen aus.

10 Wiederholungen pro Seite.

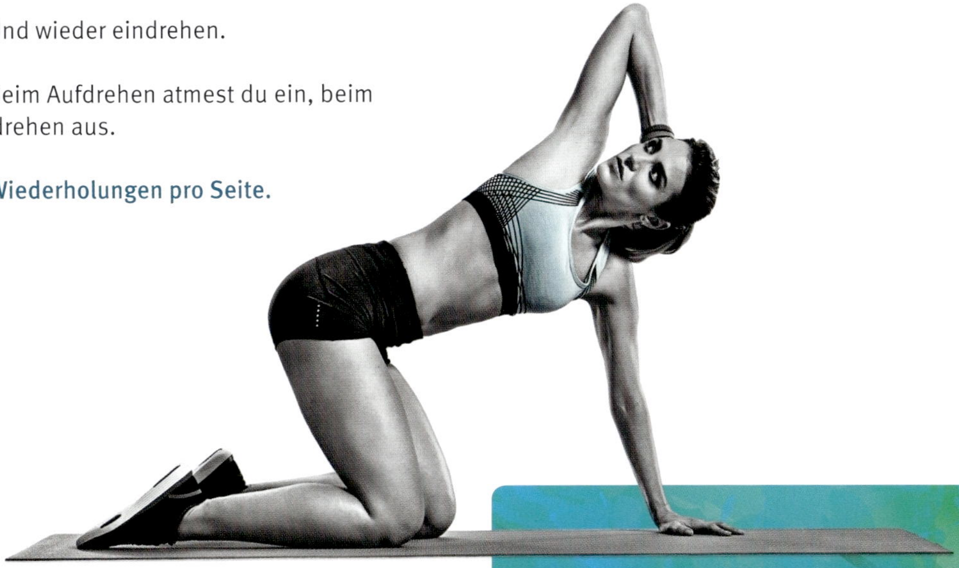

ANNAS STATEMENT

Da merke ich, wie eingerostet ich
doch eigentlich bin.

BESTE DEHNUNG DER WELT

Mobilisiert und dehnt die Hüft- und Pomuskulatur – das zieht im hinteren Oberschenkel und im Gesäß.

1 Du startest aus einer großen Schrittstellung, rechter Fuß vorne.

2 Senke aus dieser Position den Oberkörper zum Boden ab. Die rechte Hand platzierst du innen direkt neben dem rechten Fuß, die linke etwa eine Unterarmlänge daneben. Das hintere Bein ist komplett gestreckt.

3 Schiebe den rechten Arm so weit wie möglich nach unten und drehe dich dann wieder auf. Die Hüfte bleibt dabei stabil. Versuche, jedes Mal etwas tiefer zu gehen.

Pro Seite 6–8 Wiederholungen.

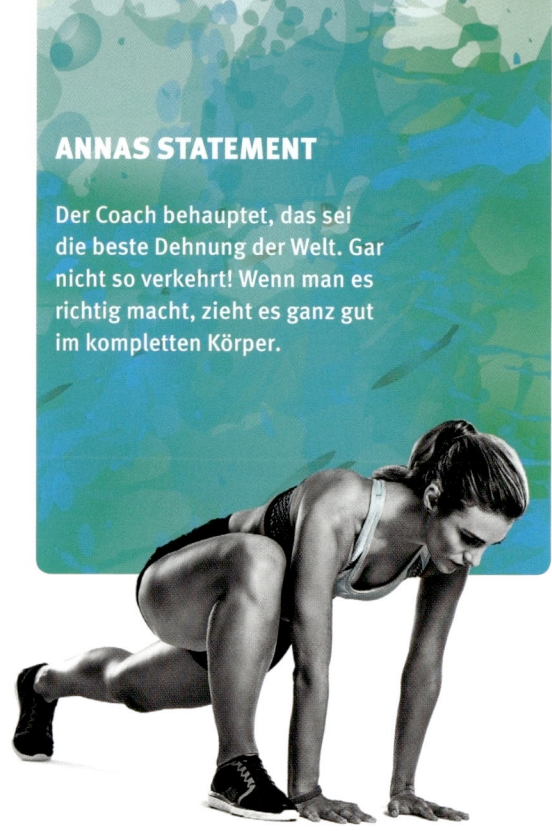

ANNAS STATEMENT

Der Coach behauptet, das sei die beste Dehnung der Welt. Gar nicht so verkehrt! Wenn man es richtig macht, zieht es ganz gut im kompletten Körper.

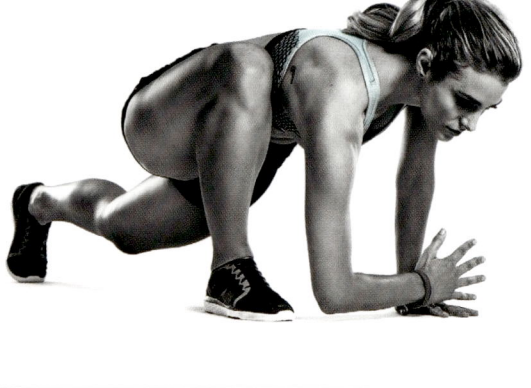

WAS HEISST MOBILISATION?

Ziel der Mobilisation ist es, die Beweglichkeit durch aktive und passive Übungen zu verbessern. Dadurch werden Gelenke und Muskulatur in ihrem Bewegungsmaß auf die nachfolgenden Belastungen vorbereitet.

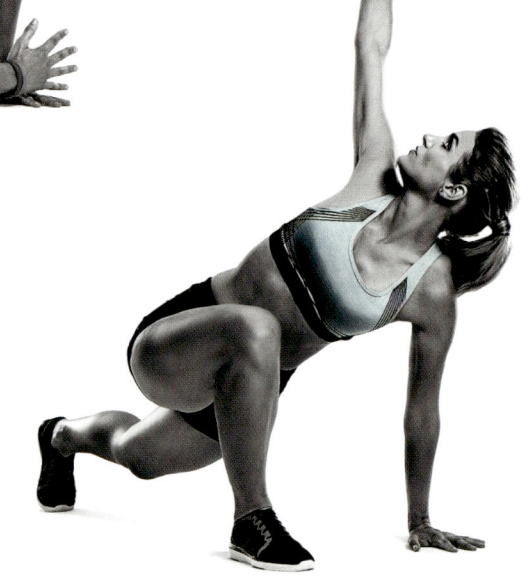

SQUAT

Nach einigen Wiederholungen solltest du Oberschenkel und Gesäß spüren.

1 Du stehst im hüftbreiten Stand, die Arme hängen locker herab, die Fußspitzen sind leicht aufgedreht.

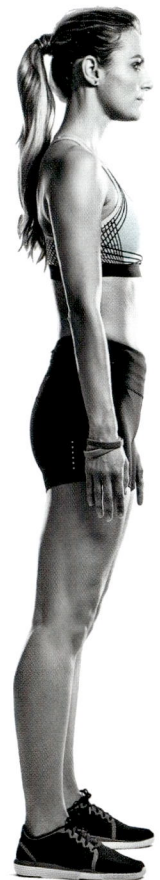

2 Beuge nun die Knie und senke den Po so weit wie möglich nach hinten unten ab. Dabei streckst du beide Arme nach vorne.

3 Dann gehst du langsam wieder nach oben. Spanne oben den Po nochmal an. Und wieder runter …

10–15 Wiederholungen.

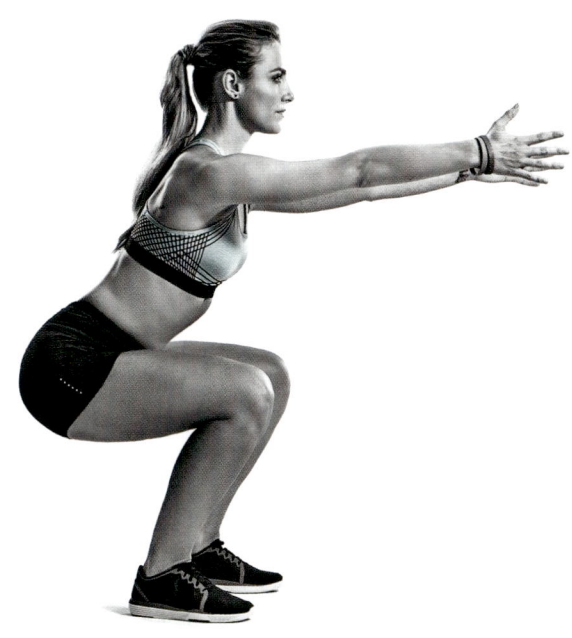

WAS HEISST AKTIVIERUNG?

Bei der Aktivierung baust du motorische Kontrolle und Körperstabilität auf. Auch damit machst du die Muskulatur fit fürs Training und beugst Verletzungen vor.

PLANK

Das ist die beste Stabilisationsübung der Welt! Es dauert nur ganz kurz, bis dein Bauch brennt und deine Arme zittern.

1 Ausgangsposition ist der Unterarmstütz. Die Ellbogen sind unter den Schultern aufgestellt, die Füße stehen Knöchel an Knöchel. Der Körper bildet eine gerade Linie. Der Bauch ist angespannt. Und halten, halten, halten …

WICHTIG

Du solltest es nie im Rücken spüren. Wenn doch, spanne den Bauch noch mehr an oder starte auf den Knien.

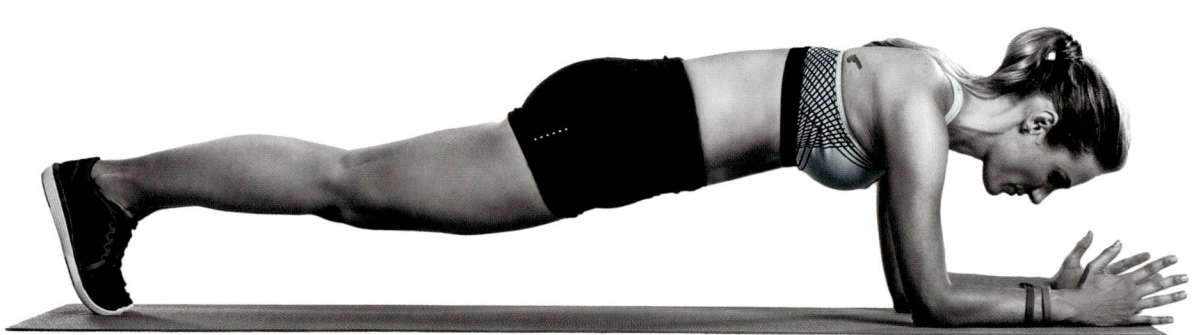

2 Entspanne dich kurz. Dann geht es ein zweites Mal nach oben.

Halte den Plank jeweils 30–60 Sekunden.

HALTEN!
HALTEN!
HALTEN!

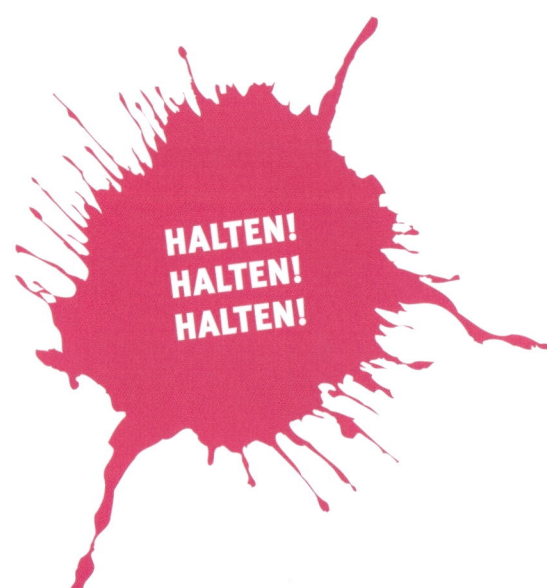

ANNAS STATEMENT

Meine Lieblingsübung, um reinzukommen. Damit bin ich praktisch aufgewachsen. Erinnerung an alte Leichtathletikzeiten.

SIDE PLANK

Wenn du es richtig machst, solltest du deine seitliche Bauchmuskulatur deutlich spüren. Fühlt sich gut an, oder?

1 Ausgangsposition ist der seitliche Stütz. Der Ellbogen befindet sich unter der Schulter, die Beine sind gestreckt.

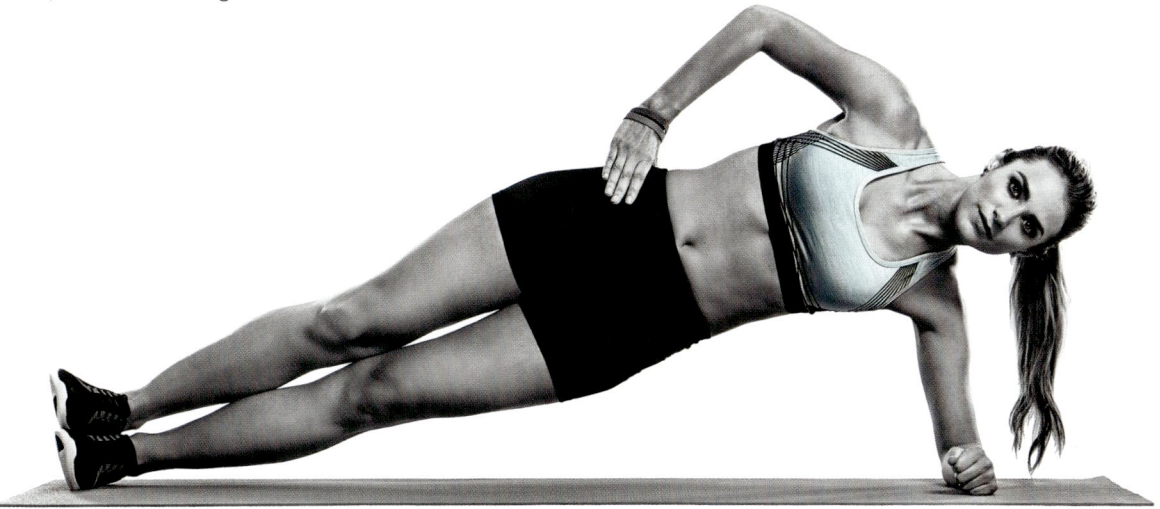

2 Versuche, den Körper in einer geraden Linie oben zu halten. Und wieder halten … und halten … und noch ein bisschen …

3 Entspanne dich kurz, ehe es auch hier ein zweites Mal nach oben geht.

Bleibe jeweils 20–30 Sekunden schön unter Spannung.

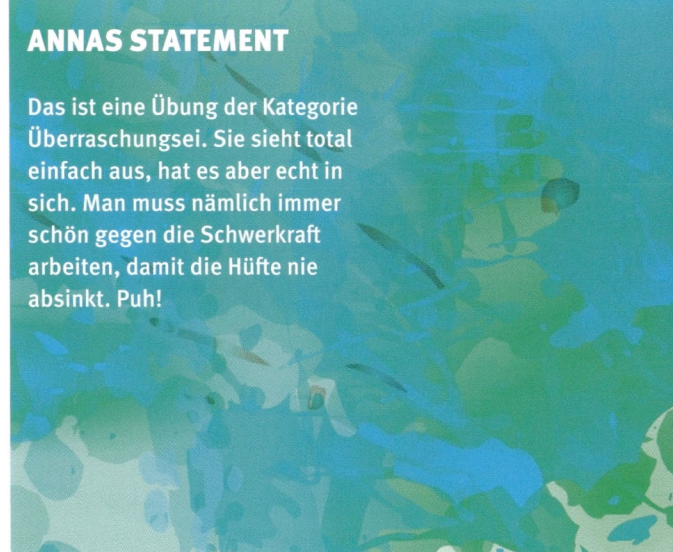

ANNAS STATEMENT

Das ist eine Übung der Kategorie Überraschungsei. Sie sieht total einfach aus, hat es aber echt in sich. Man muss nämlich immer schön gegen die Schwerkraft arbeiten, damit die Hüfte nie absinkt. Puh!

BRIDGE

Klassiker für die hinteren Oberschenkel und die Gesäßmuskulatur.

1 Ausgangsposition ist die Rückenlage, die Arme liegen neben dem Körper, die Beine sind hüftbreit aufgestellt. Bauch anspannen.

2 Mit dem Einatmen spannst du den Po an und schiebst ihn nach oben. Die Arme helfen bei der Bewegung nicht mit. Die stärkste Spannung sollte am Hintern zu spüren sein.

3 Senke den Po langsam wieder nach unten, lege ihn aber nicht ganz am Boden ab. Und gleich wieder hoch …

2-mal 10 Wiederholungen; dazwischen kannst du eine kurze Pause machen.

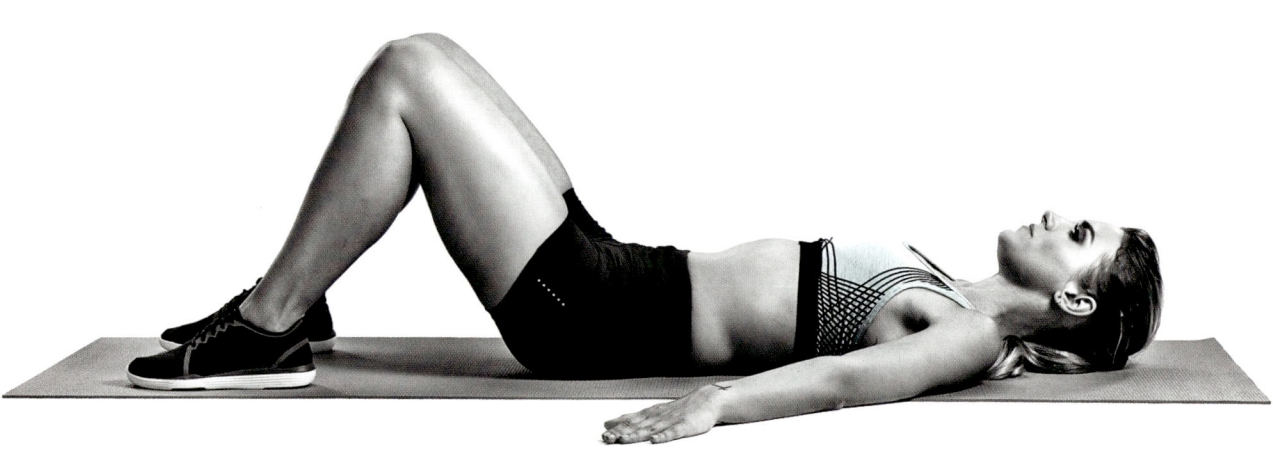

ANNAS STATEMENT

Nicht mogeln! Du musst den Po richtig anspannen, sonst arbeitest du nur aus dem Rücken heraus. Ich weiß, wovon ich rede.

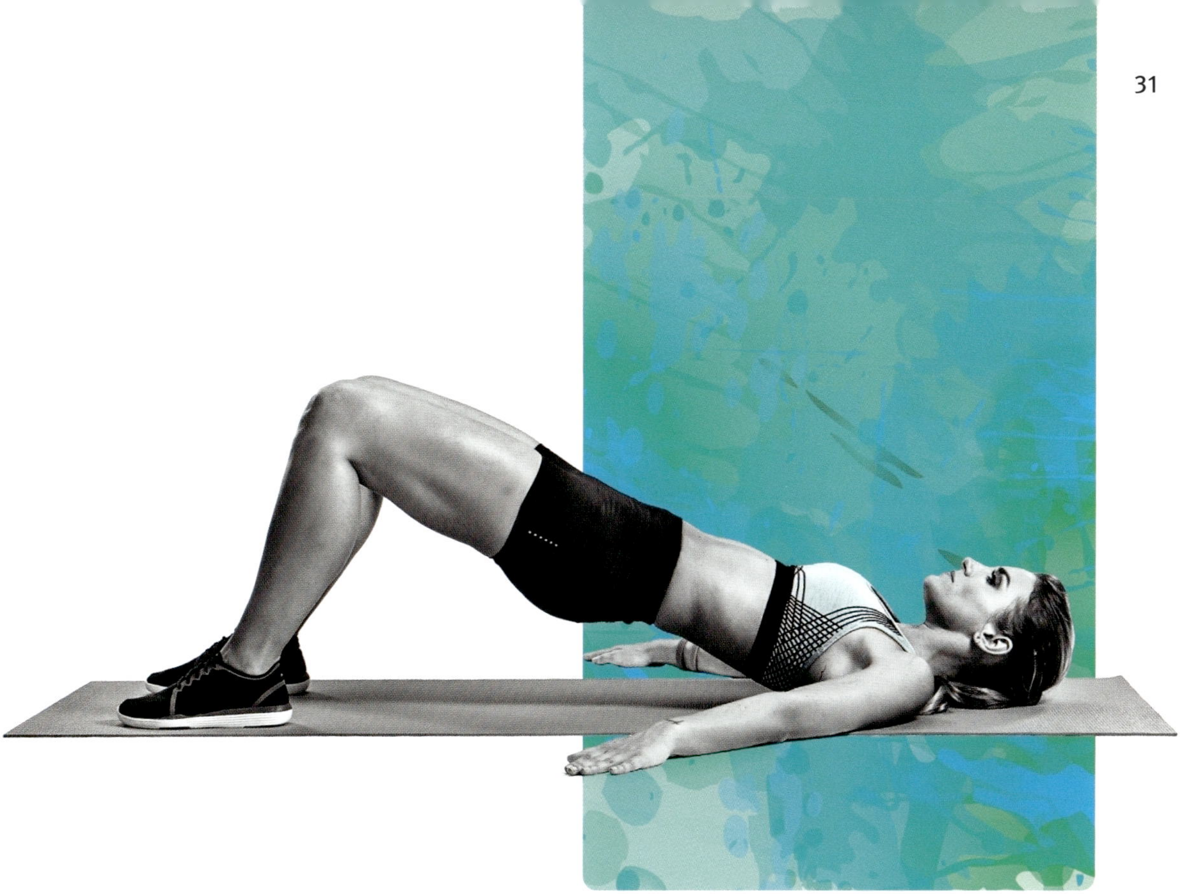

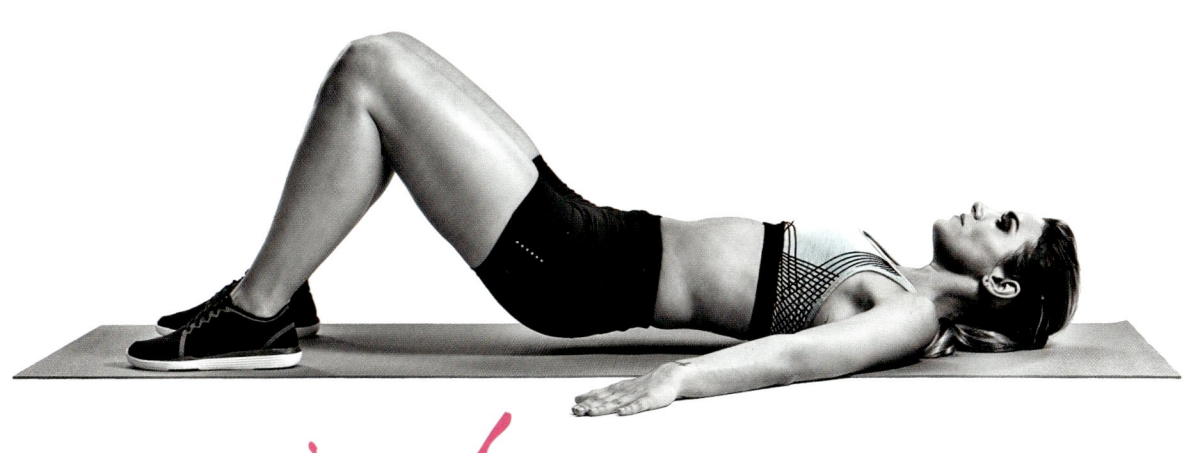

NUR WER SEIN
ZIEL KENNT,
FINDET DEN WEG.
LET'S GO, PO!

KNIEDOMINANTE ÜBUNGEN

Kniedominant bedeutet, dass die Bewegung hauptsächlich im Knie stattfindet. Und das wiederum heißt Intensiveinsatz für die Oberschenkelmuskulatur.

SQUAT

Diese Übung kennst du schon aus dem Warm-up. Aber jetzt wird es noch ein bisschen intensiver.

1 Ausgangsposition ist der aufrechte, hüftbreite Stand. Die Arme sind auf Schulterhöhe nach vorne gestreckt, die Fußspitzen zeigen leicht nach außen.

2 Beuge die Knie und senke den Po so weit wie möglich nach hinten unten ab, als würdest du dich setzen.

3 Und wieder nach oben – schön langsam und ohne Schwung. Die Kraft kommt wirklich nur aus den Beinen.

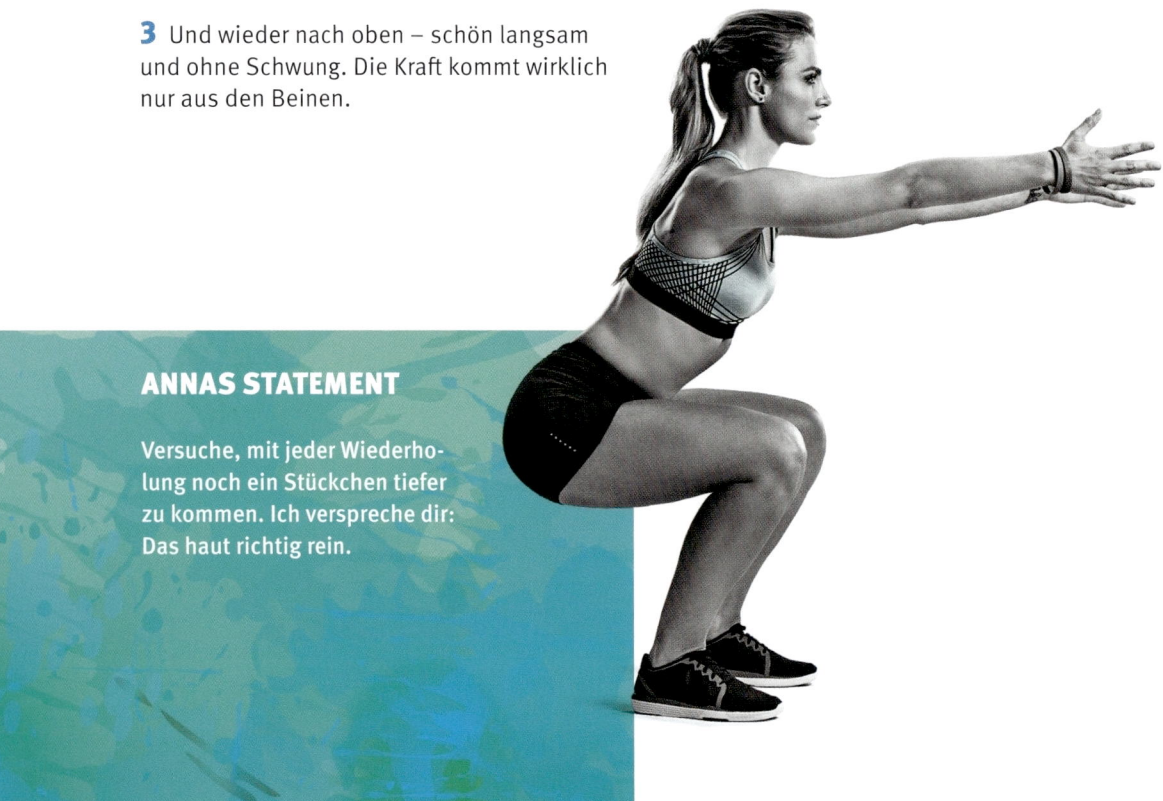

ANNAS STATEMENT

Versuche, mit jeder Wiederholung noch ein Stückchen tiefer zu kommen. Ich verspreche dir: Das haut richtig rein.

WAND-SQUAT

Durch die Abduktion in den Hüften spürt man den Po noch besser.

1 Die Ausgangsposition ist dieselbe wie beim »normalen« Squat, allerdings stehst du so nah wie möglich an einer Wand. Die Fußspitzen und Knie zeigen etwa im 45-Grad-Winkel nach außen. Die Arme hebst du neben dem Körper leicht an.

HILFESTELLUNG

Wenn dir das Po-weit-Absenken schwerfällt, simuliere das Hinsetzen zunächst auf einen Stuhl, dann auf einen Wasser- oder Bierkasten und zum Schluss nur noch auf ein dickes Buch. So werden die Squats langsam immer ein bisschen tiefer. Auf Seite 80 ff. findest du außerdem weitere Tipps, was du tun kannst, wenn du dich mit den Squats schwertust.

2 Beuge die Knie mit aufrechtem Oberkörper so tief wie möglich. Dabei drückst du beide Knie aktiv nach außen, damit du die Wand nicht berührst. Die Wand ist quasi die Kontrollinstanz.

3 Strecke die Beine kontrolliert wieder.

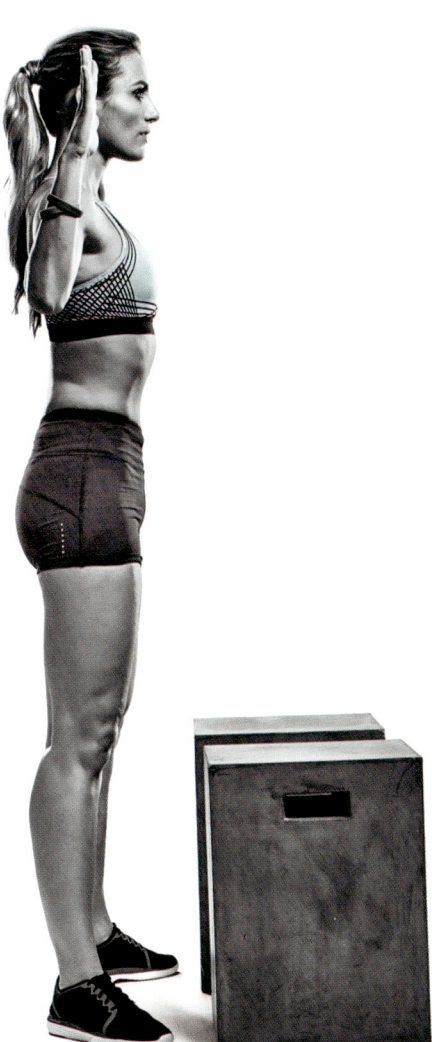

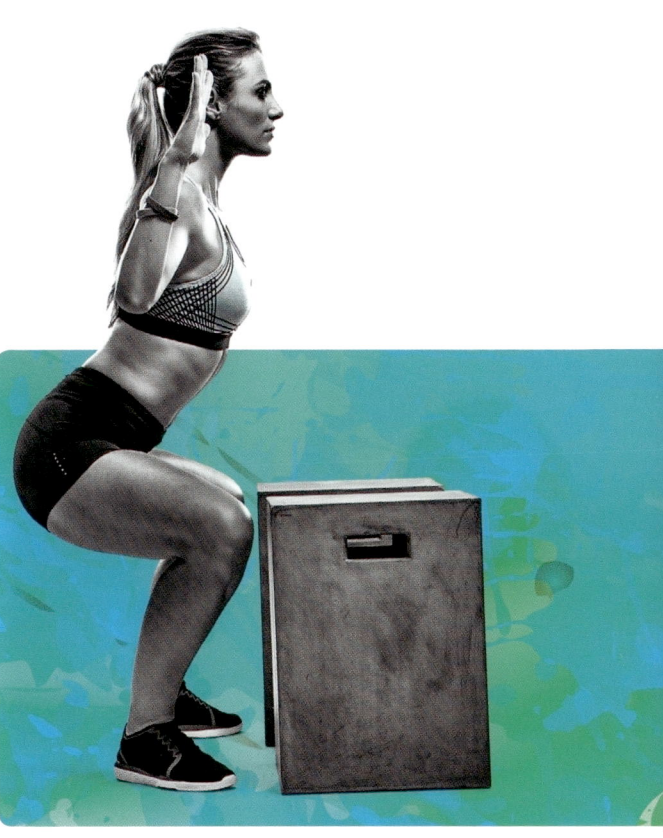

SQUAT JUMP

Du machst es richtig, wenn die Ober-schenkel und der Po brennen.

1 Auch hier ist die Ausgangsposition der aufrechte, hüftbreite Stand wie beim »normalen« Squat. Die Arme sind auf Schulterhöhe nach vorne ausgestreckt.

2 Beuge die Knie und senke den Po so weit wie möglich nach hinten unten.

3 Hast du den tiefsten Punkt erreicht, springst du explosiv ab. Die Arme ziehst du dabei in der Sprungbewegung wie ein Skispringer nach hinten. Strecke die Hüfte in der Flugphase maximal.

4 Komm zurück in die Ausgangsposition. Achte auf eine fest aufgestellte Ferse. Dann hebst du gleich wieder ab.

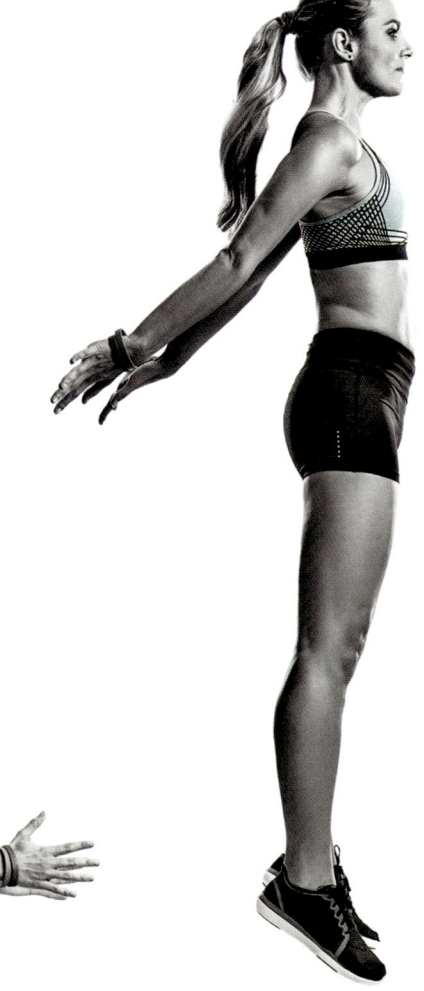

ANNAS STATEMENT

Diese Übung ist das A und O für einen po-mpösen, gut definier-ten Gluteus maximus. Ein Hauch Vierschanzentournee in den eigenen vier Wänden.

STAND-UP

Trainiert die vorderen Oberschenkel und die Gesäßmuskulatur. Vor allem wenn die Abwärtsbewegung schön langsam ist, merkst du, was dein Hintern leistet.

1 Du startest aus einer Art Hocke. Setze dich auf einem Bein auf den Boden und stell das andere Bein angewinkelt daneben.

2 Strecke nun das angewinkelte Bein mit Kraft und geh langsam nach oben. Das andere Bein hebst du dabei aktiv mit an, bis der Oberschenkel parallel zum Boden ist.

3 Dann gehst du langsam wieder nach unten in die Ausgangsposition.

4 Je nach Level wechselst du nach den angegebenen Wiederholungen die Seite.

ANNAS STATEMENT

Stehaufmännchen – lass dir Zeit und versuche, deinen Po zu spüren.

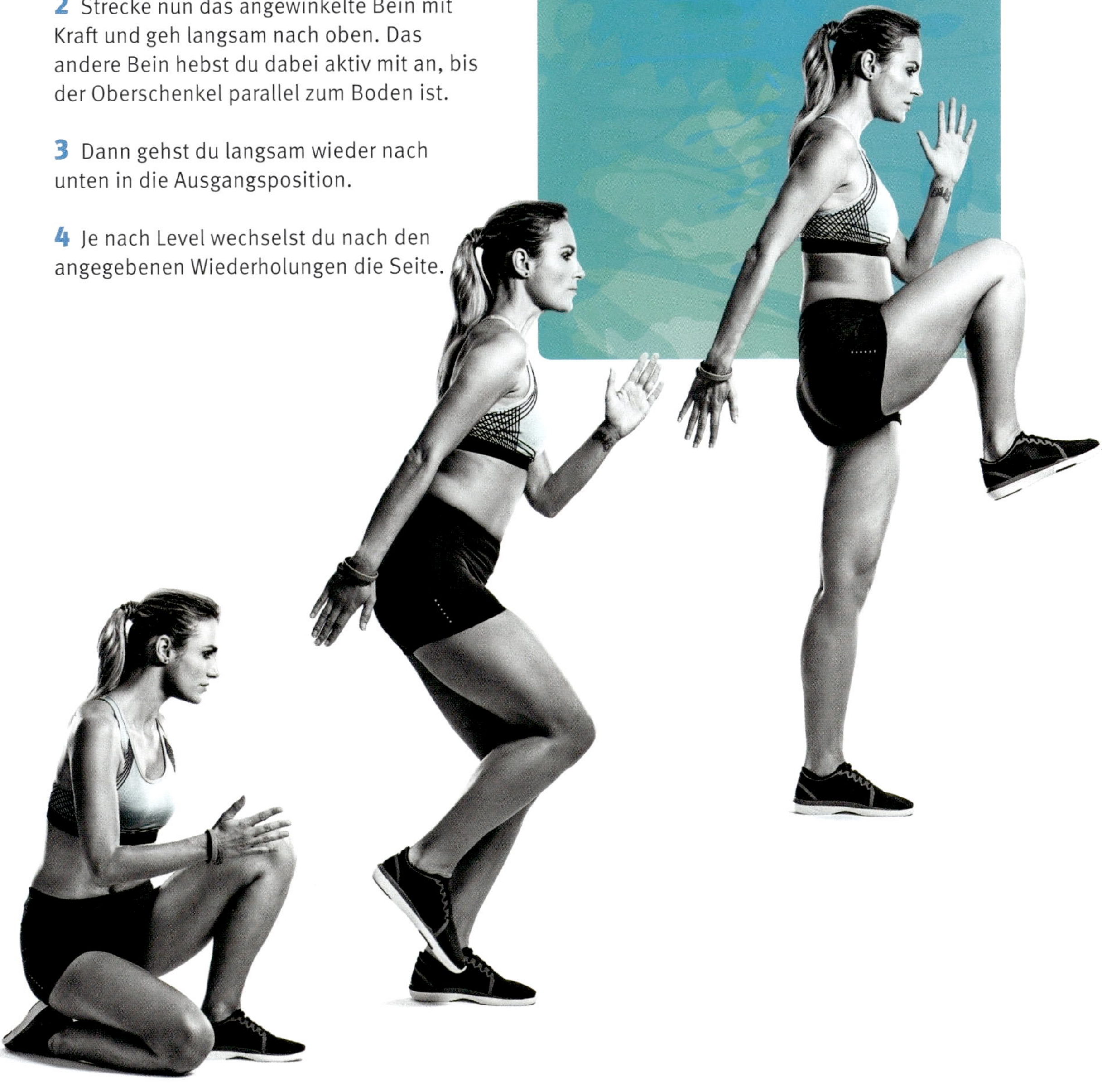

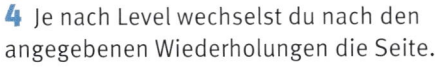

SINGLE LEG SQUAT

Bei dieser Übung sollte das hintere Bein so wenig wie möglich arbeiten. Wenn du dein Gewicht nach vorne verlagerst, spürst du den Oberschenkel umso stärker – dasselbe gilt für den Po auf der Standbeinseite.

1 Ausgangsposition ist der hüftbreite Stand. Die Arme hängen locker an den Seiten herab.

2 Mach mit einem Fuß einen kleinen Schritt nach vorne, die Knie sind auf einer Höhe, das hintere Bein ist leicht angewinkelt und nur die Zehenspitze berührt den Boden.

3 Beuge die Knie, die Belastung liegt dabei auf dem vorderen Bein. Der Oberkörper geht in der Bewegung leicht nach vorne, die Arme gehen angewinkelt dynamisch mit. Senke den Po so tief wie möglich ab, ohne dass sich die Ferse des vorderen Beins vom Boden hebt.

4 Stell dir vor, du würdest mit dem vorderen Knie leicht nach außen gegen einen Widerstand drücken. Das verbessert deine Stabilität.

5 Strecke die Beine langsam wieder, richte den Oberkörper auf und kehre zurück in die Anfangsposition.

6 Nach jedem Satz – die Wiederholungszahl hängt vom jeweiligen Level ab – wechselst du das Bein.

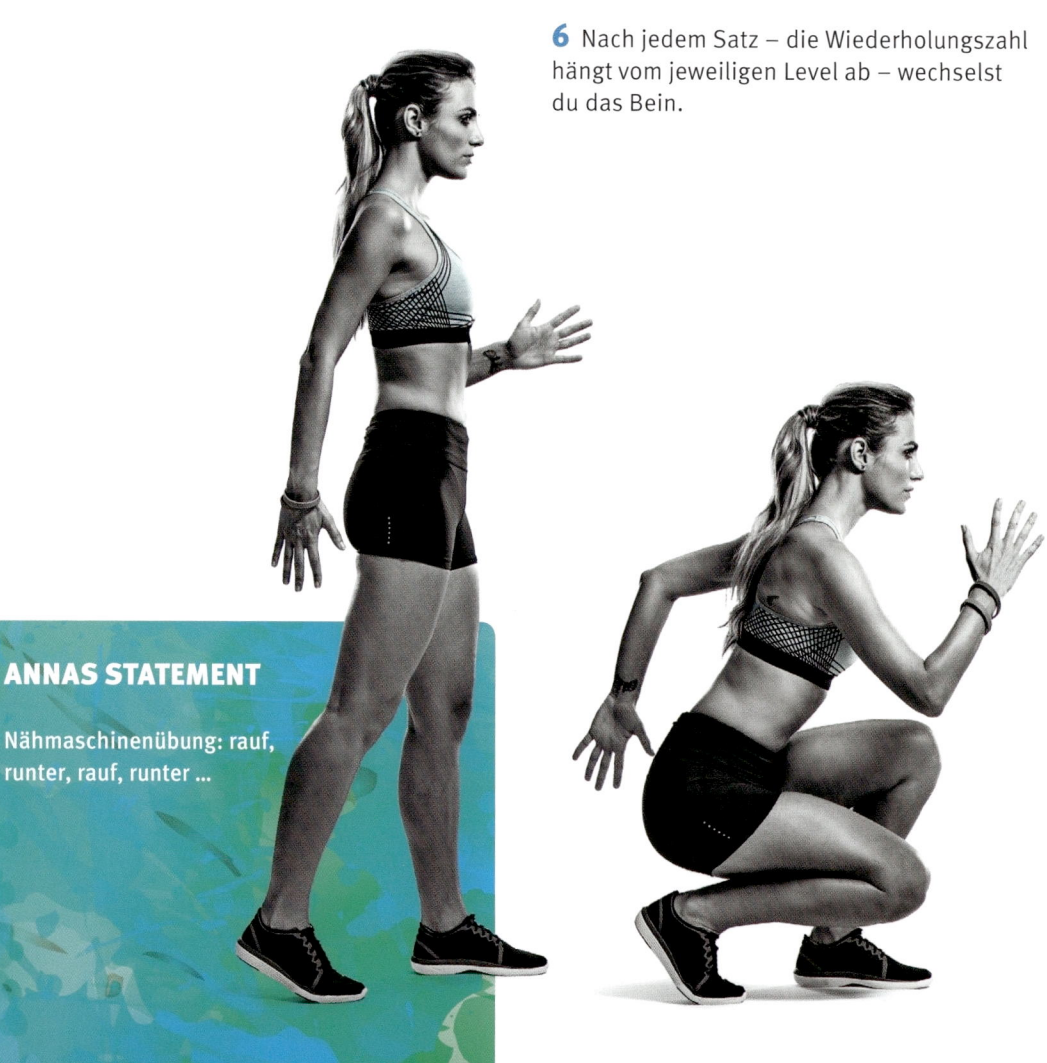

ANNAS STATEMENT

Nähmaschinenübung: rauf, runter, rauf, runter ...

SINGLE LEG SQUAT 2.0

Bei dieser Kniebeuge-Variante freut sich auch noch der Rücken.

1 Die Ausgangsposition ist wieder eine leichte Schrittstellung. Beide Knie sind auf einer Linie. Lege beide Hände an den Hinterkopf, so bleibt der Rücken während der Übung aufrecht.

2 Beuge nun beide Knie so tief wie möglich. Das hintere Knie darf bei der Ausführung leicht nach außen gedreht werden. Die Drehung sollte aber keine Schmerzen verursachen.

3 Komm kontrolliert und ohne Schwung wieder nach oben.

4 Und weiter so: runter, rauf, runter …

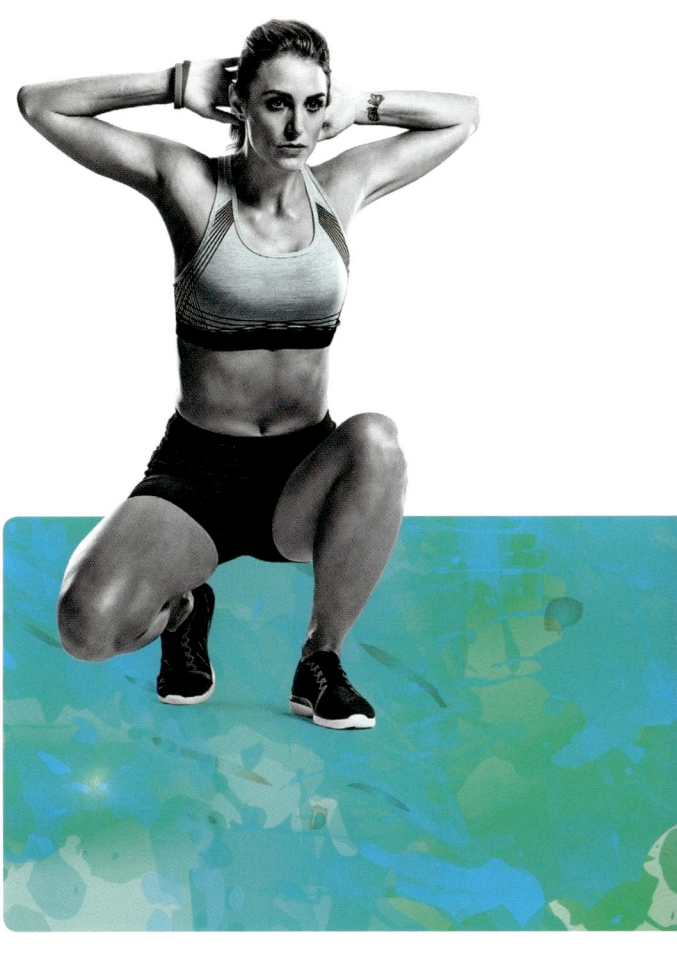

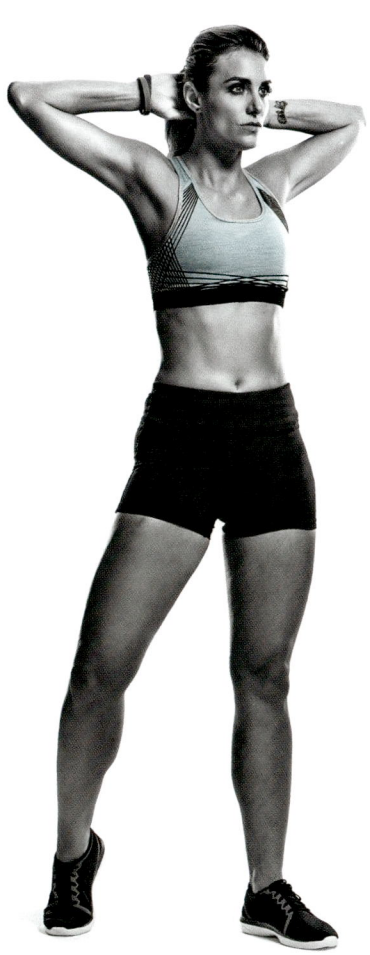

SINGLE LEG SQUAT MIT ERHÖHUNG

Für diese Übung brauchst du als Hilfsmittel eine Getränkekiste.

1 Nimm aus dem hüftbreiten Stand eine leichte Schrittposition ein, die Knie sind auf einer Linie. Der Fuß des hinteren Beins liegt auf einer Getränkekiste.

2 Spanne den Po an und beuge die Knie, die Belastung liegt dabei auf dem vorderen Bein. Dein Oberkörper geht in der Bewegung leicht nach vorne, die Arme bewegst du dynamisch mit.

3 Zurück in die Ausgangsposition und gleich noch mal von vorne.

4 Nach jedem Satz das Bein wechseln.

Ideal für Typ A.

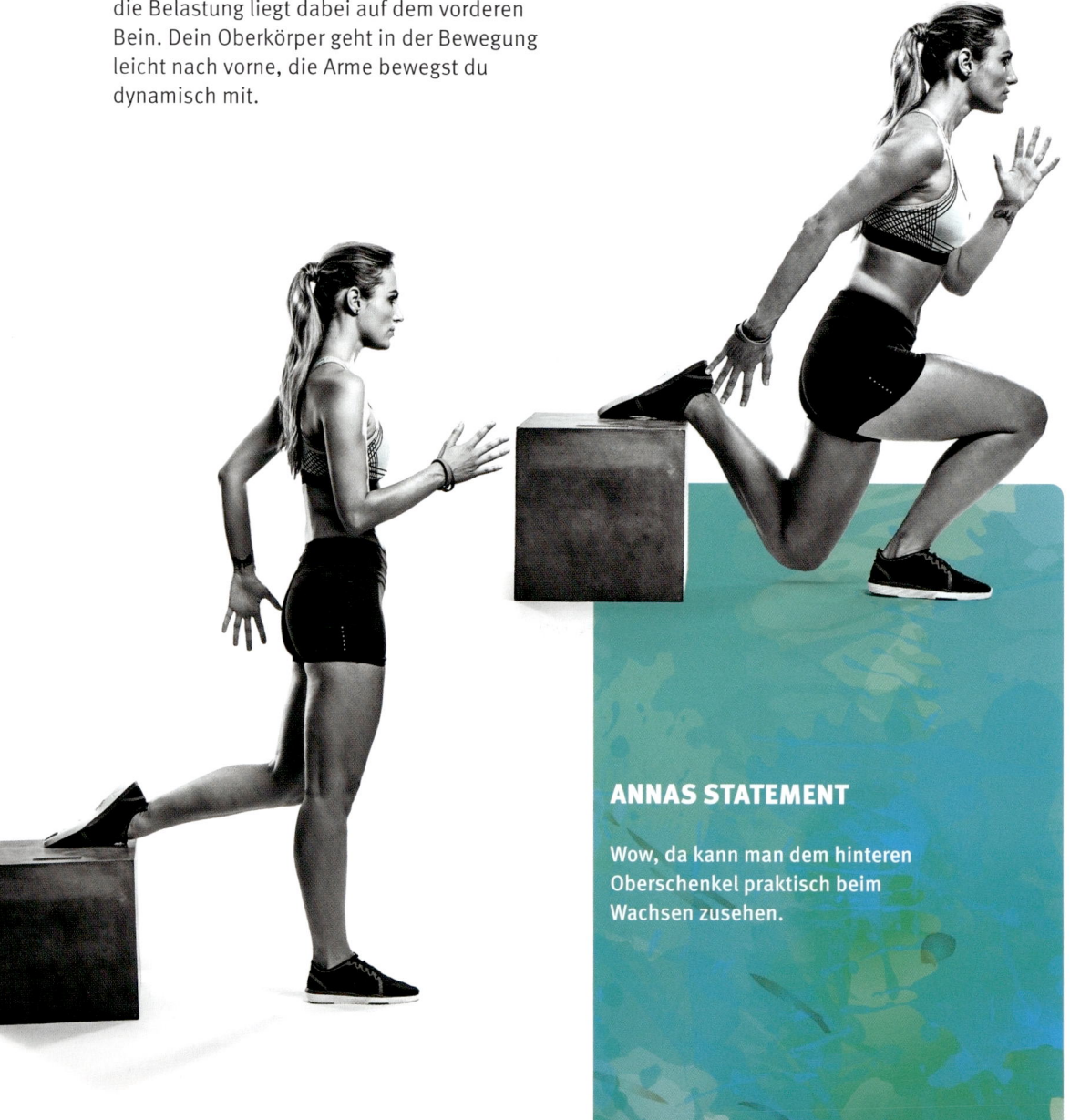

ANNAS STATEMENT

Wow, da kann man dem hinteren Oberschenkel praktisch beim Wachsen zusehen.

SINGLE LEG SQUAT AUF ERHÖHUNGEN

Jetzt brauchst du zwei unterschiedlich hohe Wasserkästen oder Ähnliches. Der höhere steht hinten. Der Abstand zwischen den beiden Kästen sollte etwa eine Unterarmlänge betragen, sodass deine Knie, wenn du aufrecht stehst, auf einer Linie sind.

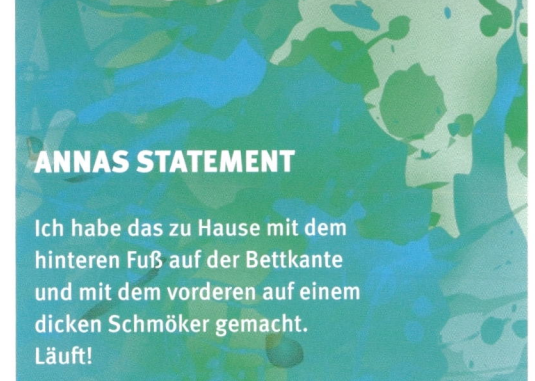

ANNAS STATEMENT

Ich habe das zu Hause mit dem hinteren Fuß auf der Bettkante und mit dem vorderen auf einem dicken Schmöker gemacht. Läuft!

1 Stelle dich in Schrittposition auf die beiden Kästen. Die Arme hängen locker seitlich herab, der Po ist angespannt.

2 Beuge die Knie, die Belastung liegt auf dem vorderen Bein, der Oberkörper geht in der Bewegung leicht nach vorne.

3 Drücke dich dann über das vordere Bein wieder hoch. Und gleich wieder runter …

4 Nach jedem Satz das Bein wechseln.

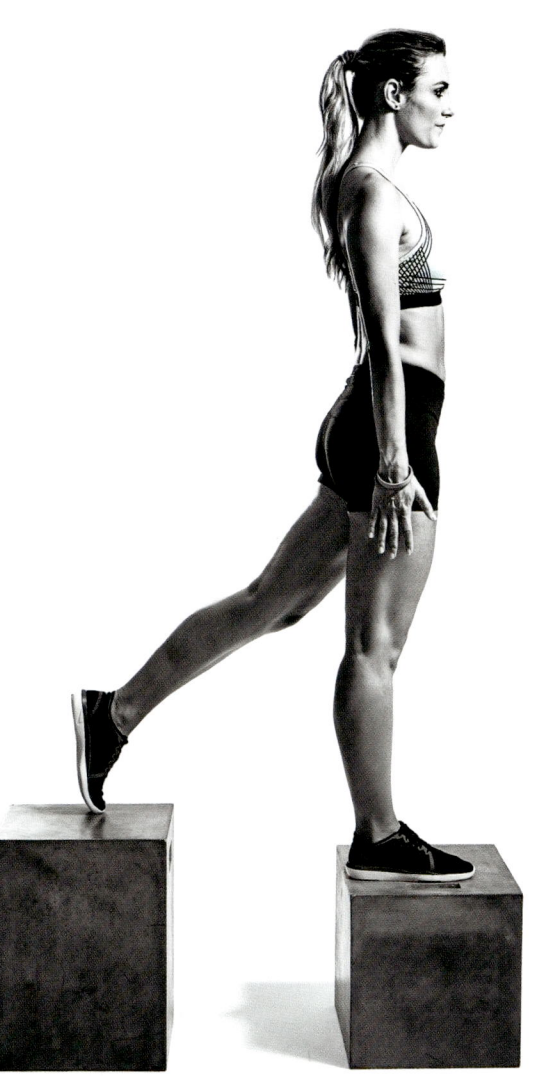

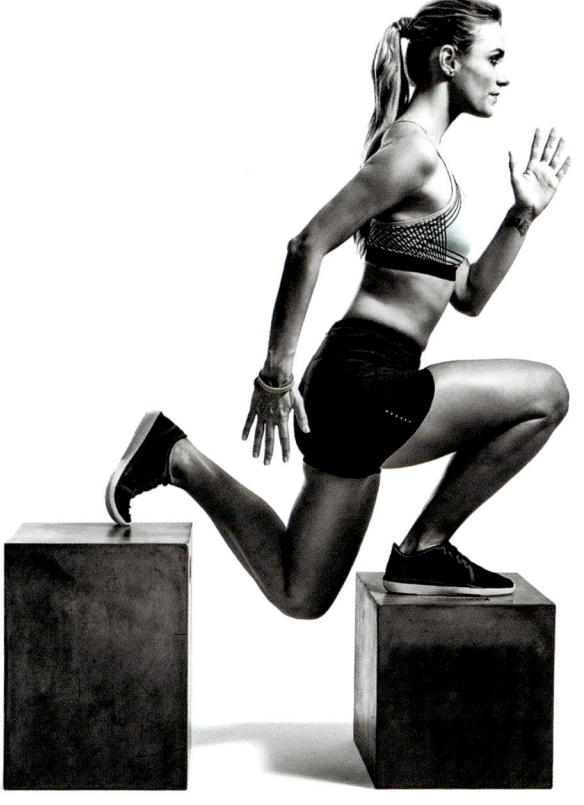

SINGLE LEG JUMP

Wie die Squat Jumps brennen auch diese Sprünge deine Oberschenkel und deine Pomuskulatur komplett aus.

1 Ausgangsposition ist auch hier der hüftbreite Stand. Mach mit dem linken Fuß einen kleinen Schritt nach vorne, die Knie sind auf einer Höhe, das rechte Bein ist leicht angewinkelt.

2 Beuge die Knie so weit, bis beim rechten Bein nur noch die Zehenspitzen den Boden berühren. Die Arme sind gegengleich angewinkelt: linker Arm hinten, rechter vorne.

3 Strecke jetzt explosiv die Knie und springe nach oben. Während des Sprungs wechseln vorderes und hinteres Bein die Position. Die Arme gehen mit. Dann landest du kontrolliert wieder mit beiden Füßen am Boden und kehrst zurück in die Ausgangsposition – nur ist jetzt das rechte Bein vorne.

4 Und wieder in die Knie gehen, springen, Beine wechseln …

ANNAS STATEMENT

Nach 20 Wiederholungen habe ich das Gefühl, den Boden beim Abspringen kaum noch verlassen zu können. Meine Beine sind so schwer! Aber: Jump, Baby, jump! Denn die Übung ist ideal, um überschüssigem Fett den Kampf anzusagen. Vor allem B-Po-Typen sollten auf sie setzen.

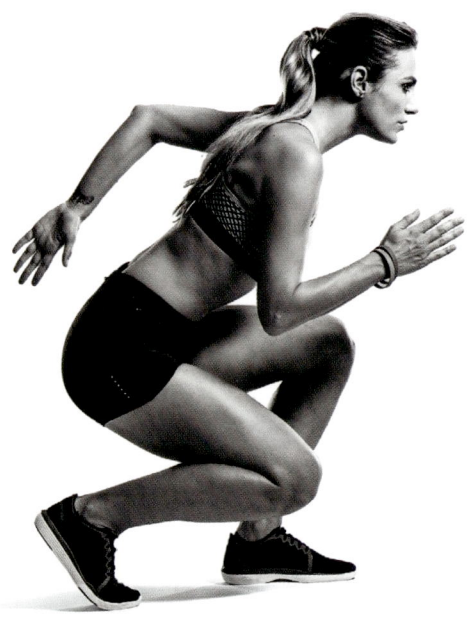
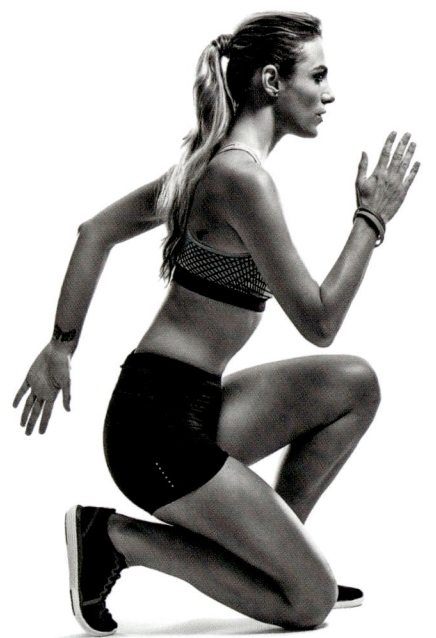

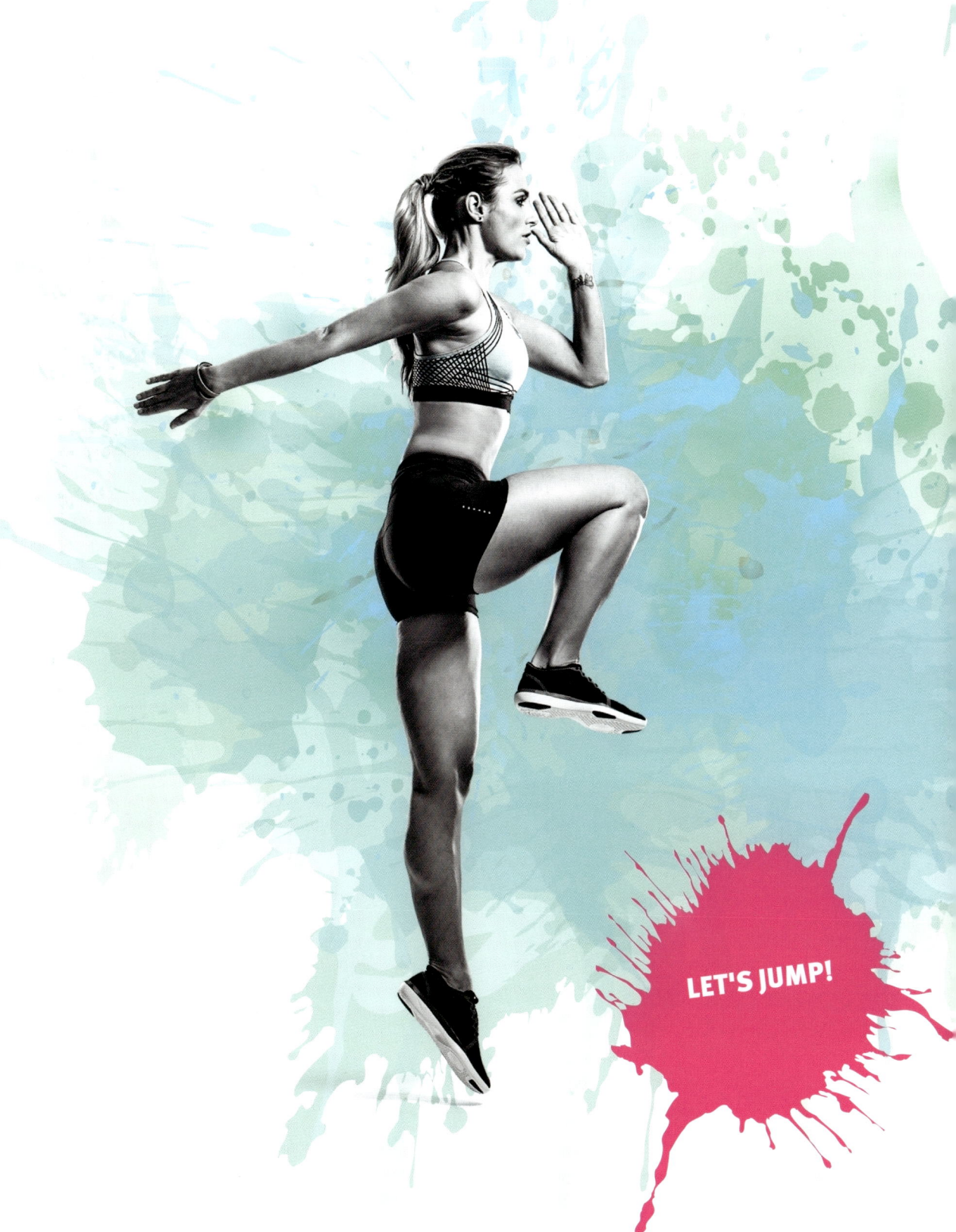

LET'S JUMP!

STEP-UP

Für diese Übung brauchst du wieder eine Getränkekiste oder Ähnliches. Die Höhe kann gerne variieren, mehr als kniehoch sollte es aber nicht werden. Sonst werden deine Kniegelenke zu sehr beansprucht. Noch anspruchsvoller wird's, wenn du zwei Kurzhanteln, Kettelbells oder Wasserflaschen in die Hand nimmst.

1 Du befindest dich im hüftbreiten, aufrechten Stand. Der linke Fuß steht erhöht.

2 Steige in einer schnellen kontrollierten Bewegung auf. Drücke dich dazu mit dem oberen Bein explosiv nach oben und ziehe zeitgleich das andere Knie ebenfalls bis

ANNAS STATEMENT

Noch intensiver wird die Übung, wenn du die Wadenmuskulatur mit einbeziehst. Also hoch auf die Zehenspitze! Geht übrigens auch in jedem Treppenhaus.

mindestens in die Waagerechte nach oben an. Die Arme nimmst du gegengleich mit.

3 Kehre zurück in die Ausgangsposition. Nach jedem Satz wechselst du das Bein.

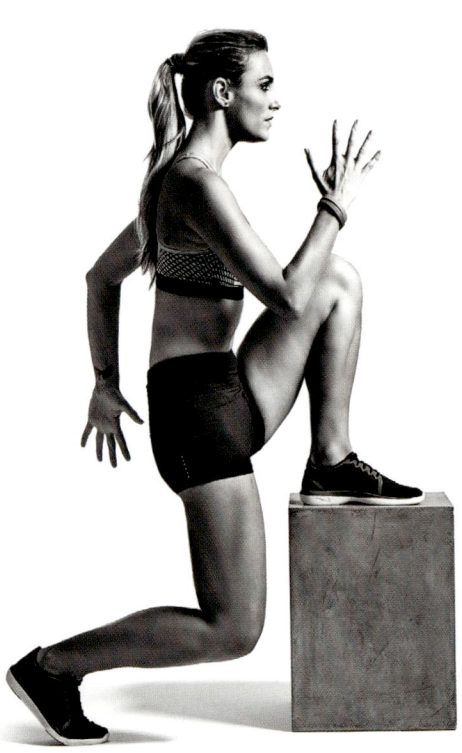
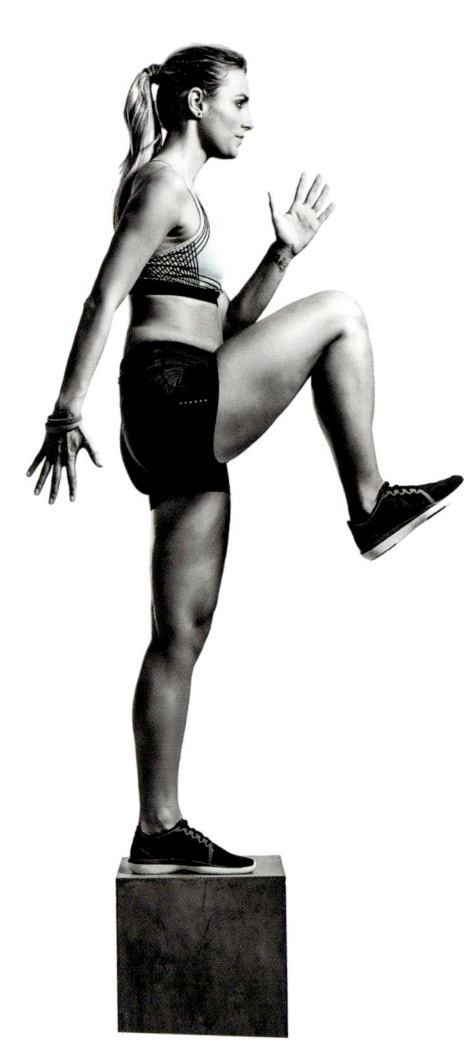

STEP-UP
OHNE ABSETZEN

Diese Übung machst du am besten im Schlafzimmer oder im Treppenhaus. Denn du brauchst dazu eine stabile Bettkante oder eine Treppenstufe.

1 Ausgangsposition ist der hüftbreite, aufrechte Stand. Ein Fuß steht erhöht.

2 Steige nun in einer schnellen, kontrollierten Bewegung auf, indem du dich mit dem erhöhten Bein explosiv nach oben drückst. Gleichzeitig ziehst du das andere Knie bis mindestens in die Waagerechte nach oben an. Die Arme nimmst du gegengleich mit.

3 Kehre zurück in die Ausgangsposition. Jetzt geht es nach unten: Senke den Po ab, indem du so tief wie möglich in die Knie gehst. Setze dabei aber nicht den unteren Fuß am Boden ab.

4 Drücke dich anschließend wieder hoch.

5 Als Nächstes geht es erneut schwungvoll nach oben. Das Bein wird erst nach dem vollständigen Satz gewechselt.

ANNAS STATEMENT

Spätestens mit dem zweiten Durchgang lernt man sein Hinterteil von einer ganz neuen Seite kennen. Kurz vorm Platzen.

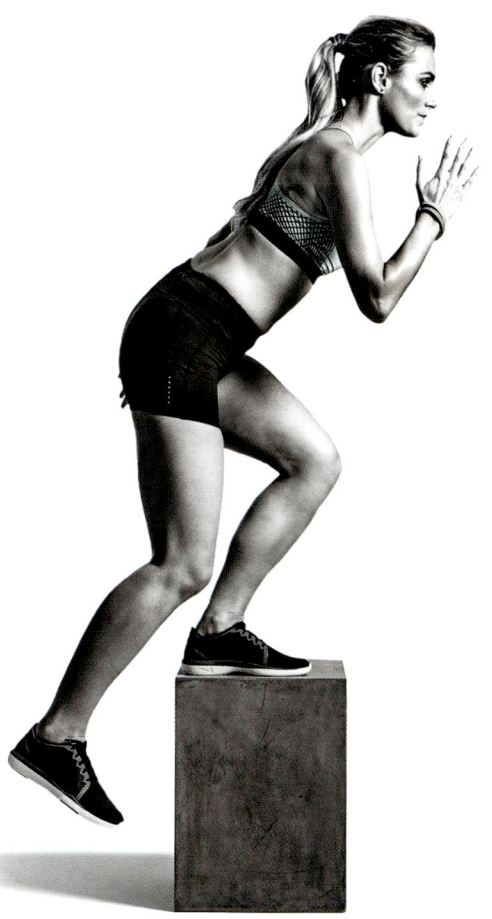

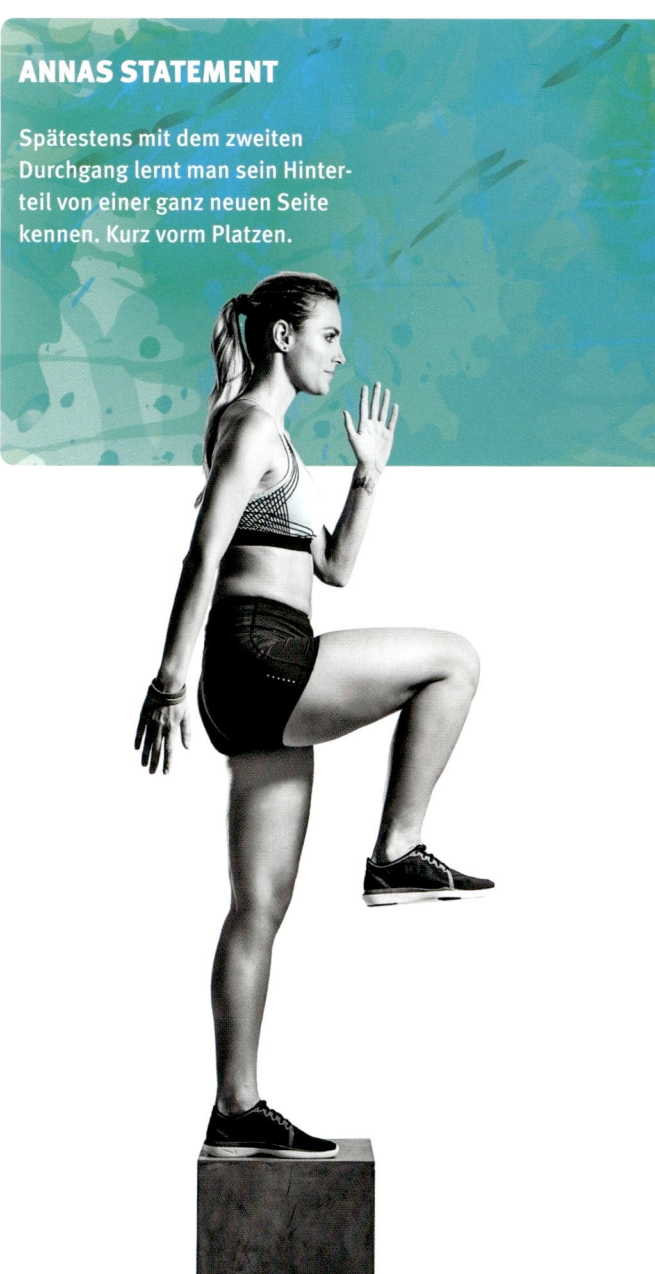

STEP-UP JUMP

Die »Fortführung« der Step-ups ohne Ab-setzen absolvierst du am besten ebenfalls im Schlafzimmer oder Treppenhaus.

1 Du stehst aufrecht mit hüftbreit geöffne-ten Beinen seitlich vor dem Bett oder der Treppe. Ein Fuß steht höher als der andere.

2 Drücke dich mit beiden Füßen kraftvoll ab.

3 Das andere Knie ziehst du gleichzeitig bis mindestens in die Waagerechte nach oben an. Nimm die Arme gegengleich mit.

4 Lande langsam und kontrolliert wieder auf dem gleichen Fuß. Erst wenn ein Satz vollendet ist, wechselst du die Seite.

Ideal für Typ B.

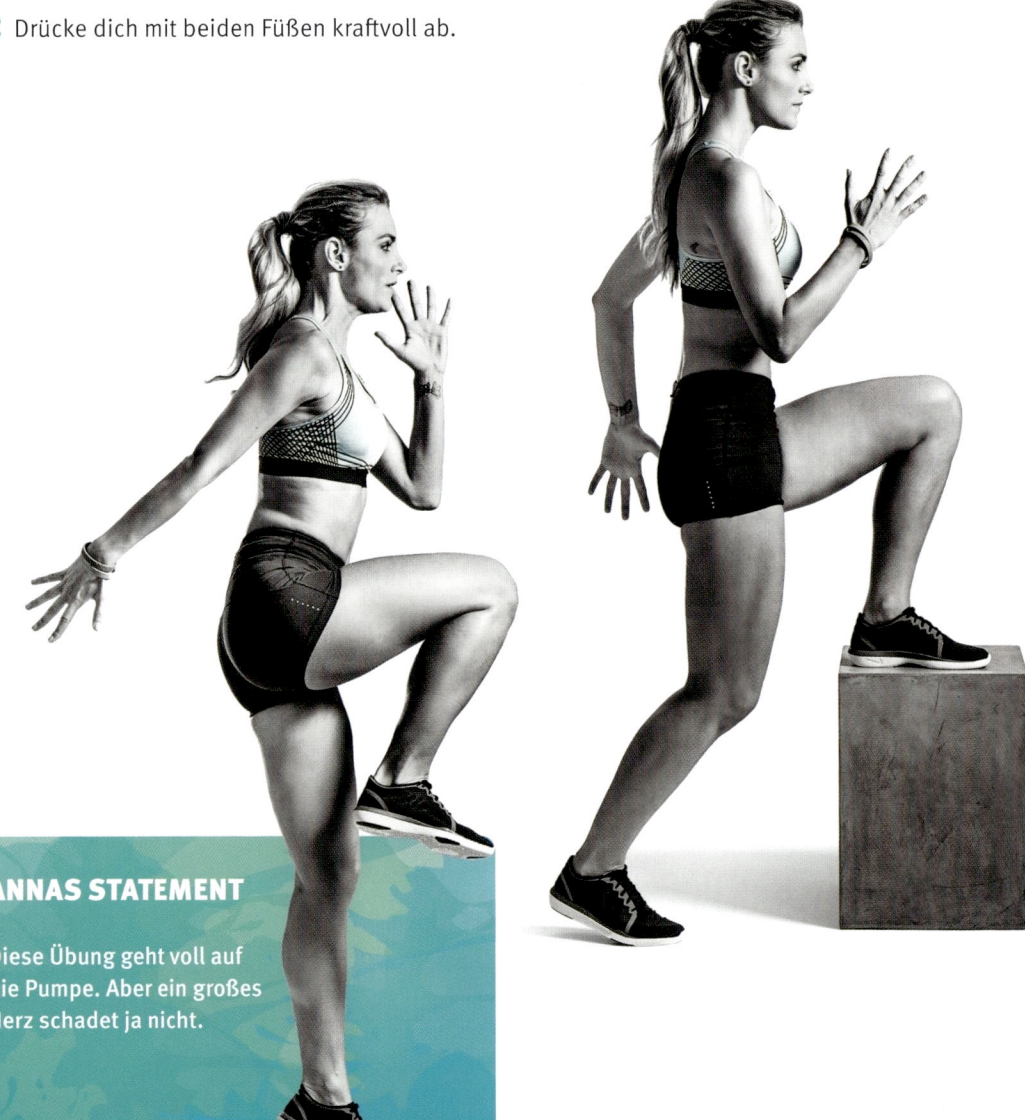

ANNAS STATEMENT

Diese Übung geht voll auf die Pumpe. Aber ein großes Herz schadet ja nicht.

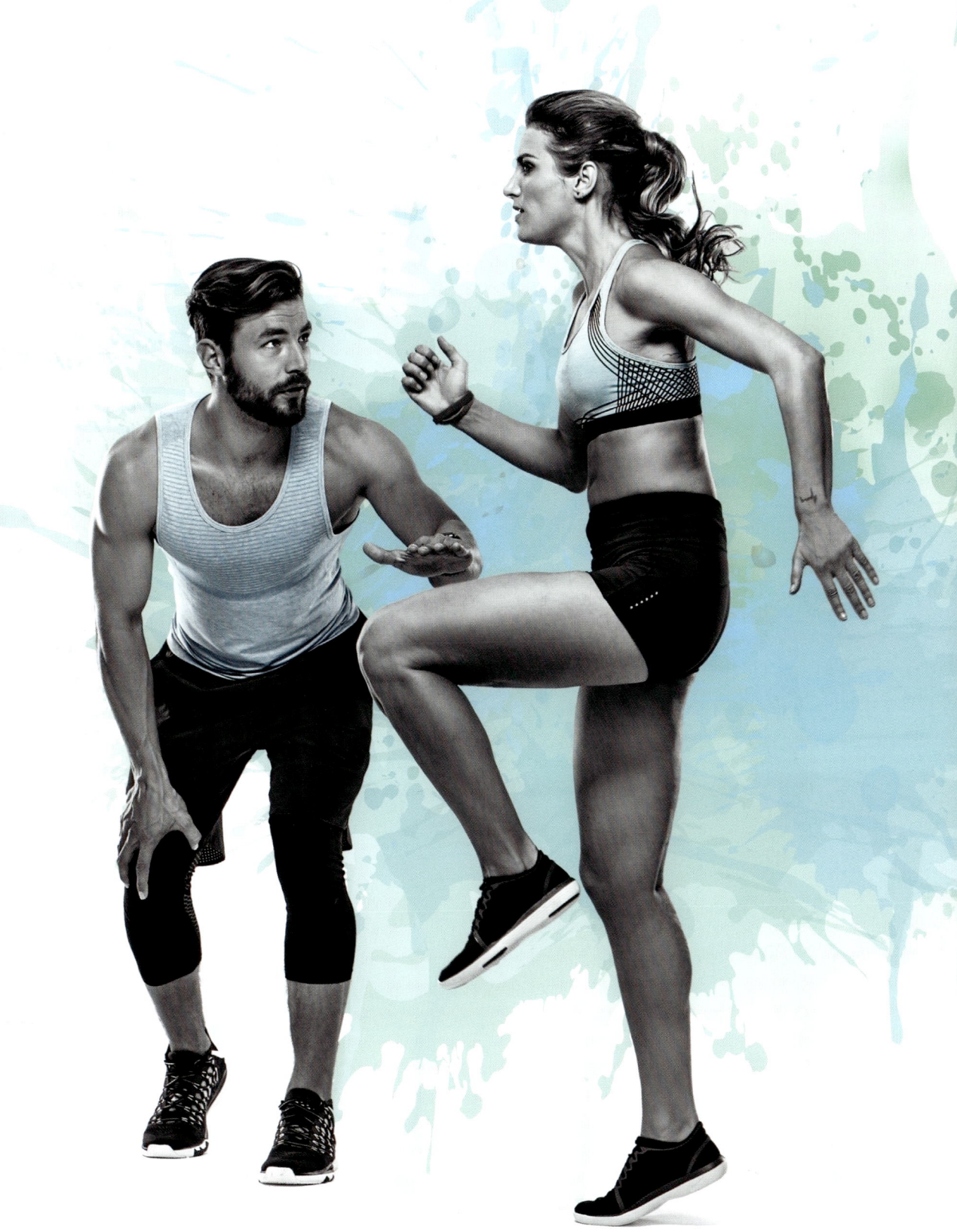

PISTOL SQUAT

Auch nach zwölf Wochen Training gibt es keine Garantie für perfekte Pistol Squats. Wenn du aber regelmäßig weiter an dir arbeitest, wirst du es irgendwann sicher schaffen – und dann bist du damit DER Hingucker im Gym.

1 Ausgangsposition ist immer noch der hüftbreite, aufrechte Stand. Die Arme streckst du nach vorne aus.

2 Hebe ein Bein nach vorne an; die Fußspitze dabei anziehen. Das andere Bein beugst du und führst dadurch deinen Po so tief wie möglich nach hinten unten. Achtung: Die Fußsohle des Standbeines bleibt komplett am Boden, der Rücken gerade.

3 Drücke dich aus dieser tiefen einbeinigen Kniebeuge wieder nach oben.

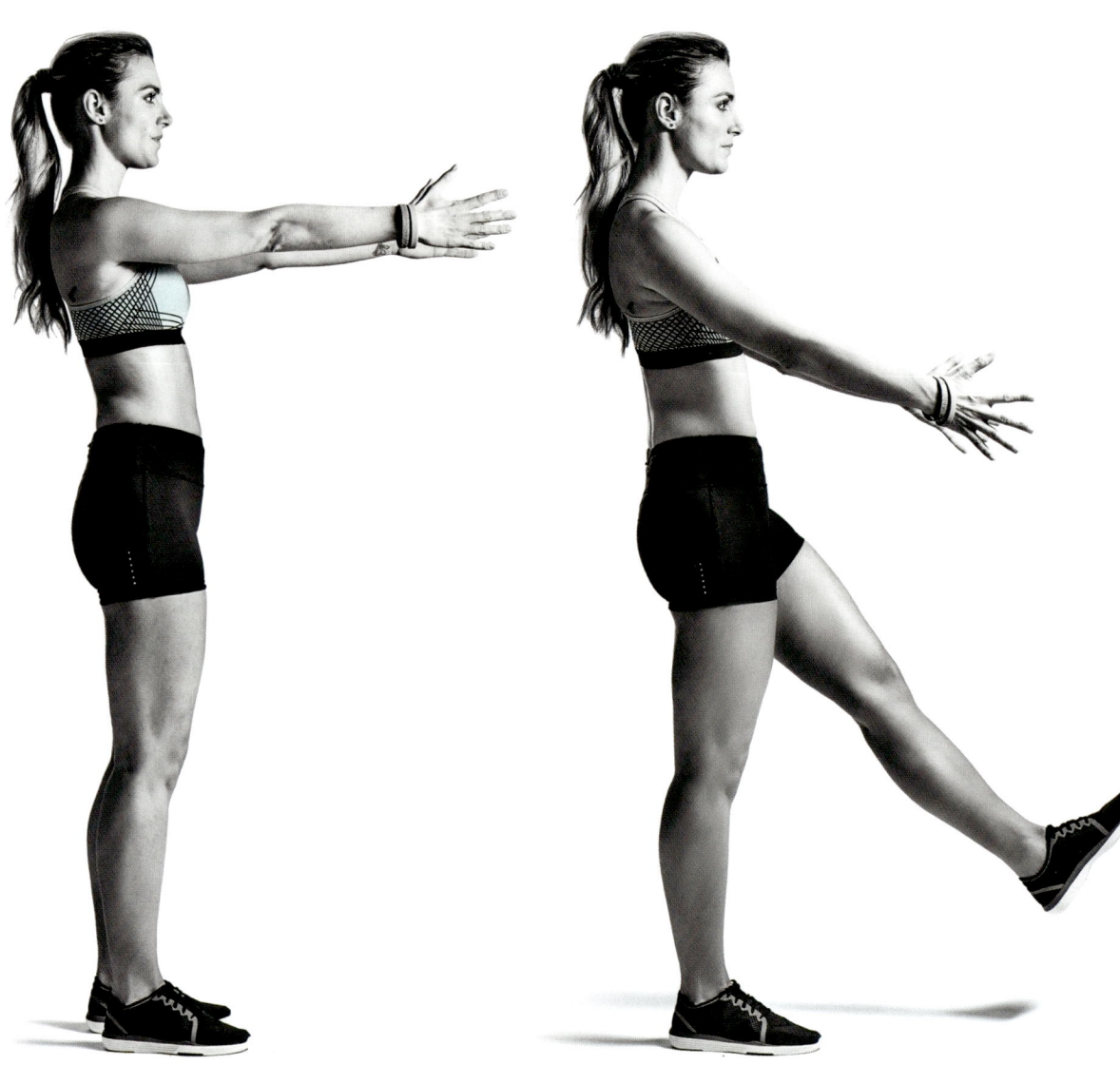

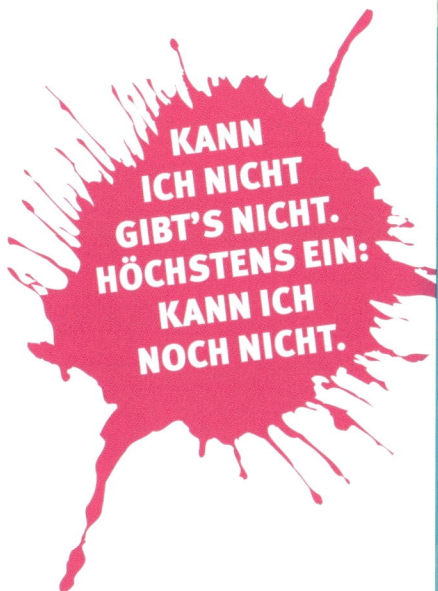

KANN
ICH NICHT
GIBT'S NICHT.
HÖCHSTENS EIN:
KANN ICH
NOCH NICHT.

ANNAS STATEMENT

Das war meine persönliche Horrorübung. Aber es ist tatsächlich Übungssache. Zum Glück gibt es viele kleine Hilfsmittel, um sich langsam heranzutasten. So habe ich es auch gemacht. Du kannst zum Beispiel ein dünnes Buch als kleine Erhöhung unter das Standbein legen. Und ein Besenstiel als Stabilisationshilfe macht es auch leichter, die Übung sauber auszuführen.

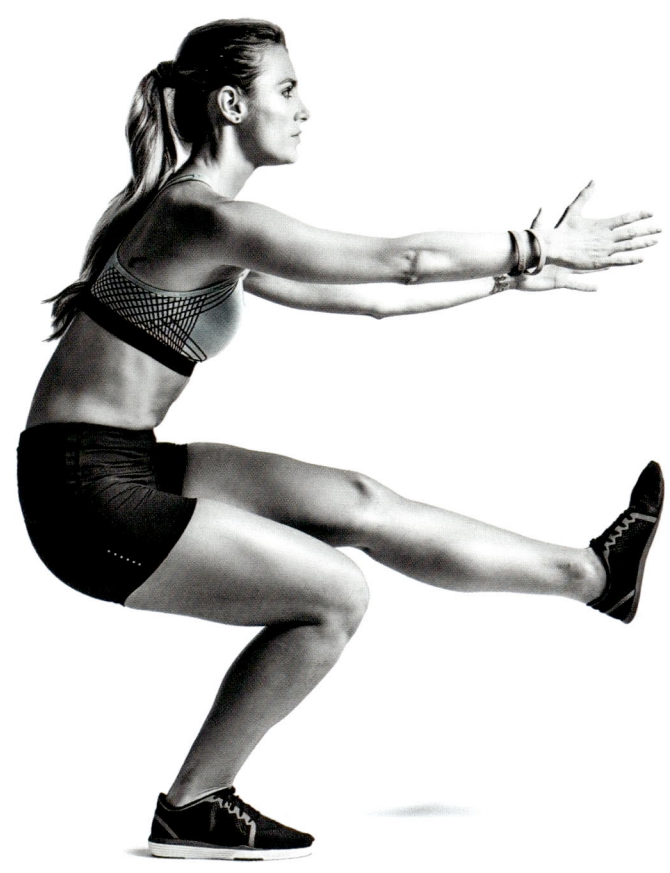

HÜFTDOMINANTE ÜBUNGEN

Bei den Übungen auf den folgenden Seiten ist die Bewegungsamplitude in den Hüften am größten. Das fordert deren Muskulatur richtig heraus, geht aber genauso an den Gesäßmuskeln nicht spurlos vorbei.

KREUZHEBEN

DIE Übung für einen athletischen und muskulös-fitten Körper. Du spürst vor allem im Po, im Bauch und in den hinteren Oberschenkeln, was du tust. Eine leichte Spannung in den Armen und im breiten Rückenmuskel ist auch okay.

1 Du stehst im aufrechten, hüftbreiten Stand vor einer Getränkekiste. Die Fußspitzen zeigen leicht nach außen.

2 Beuge die Knie und senke den Rumpf und das Gesäß Richtung Boden, um die Getränkekiste mit beiden Händen links und rechts zu greifen. Dein Blick ist dabei nach vorne gerichtet.

3 Strecke beide Knie gleichzeitig wieder und hebe die Kiste mit geradem Rücken und eng am Körper an.

4 Senke sie anschließend ebenso kontrolliert wieder ab. Und rauf, runter, rauf ... ohne Absetzen.

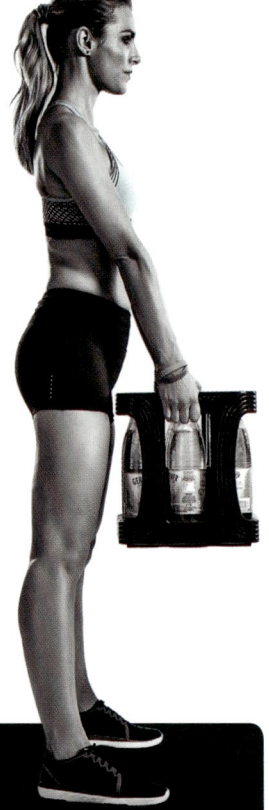

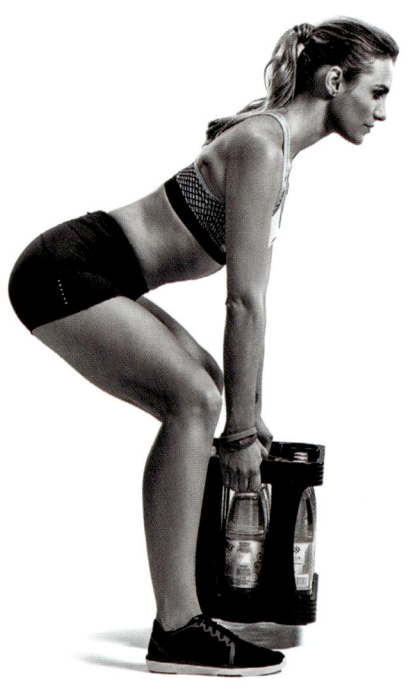

GUT ZU WISSEN

Nicht die Wiederholungsanzahl ist für den Muskelzuwachs entscheidend, sondern das Gewicht. Je höher es ist, desto mehr Kraft beziehungsweise Muskulatur wird aufgebaut.

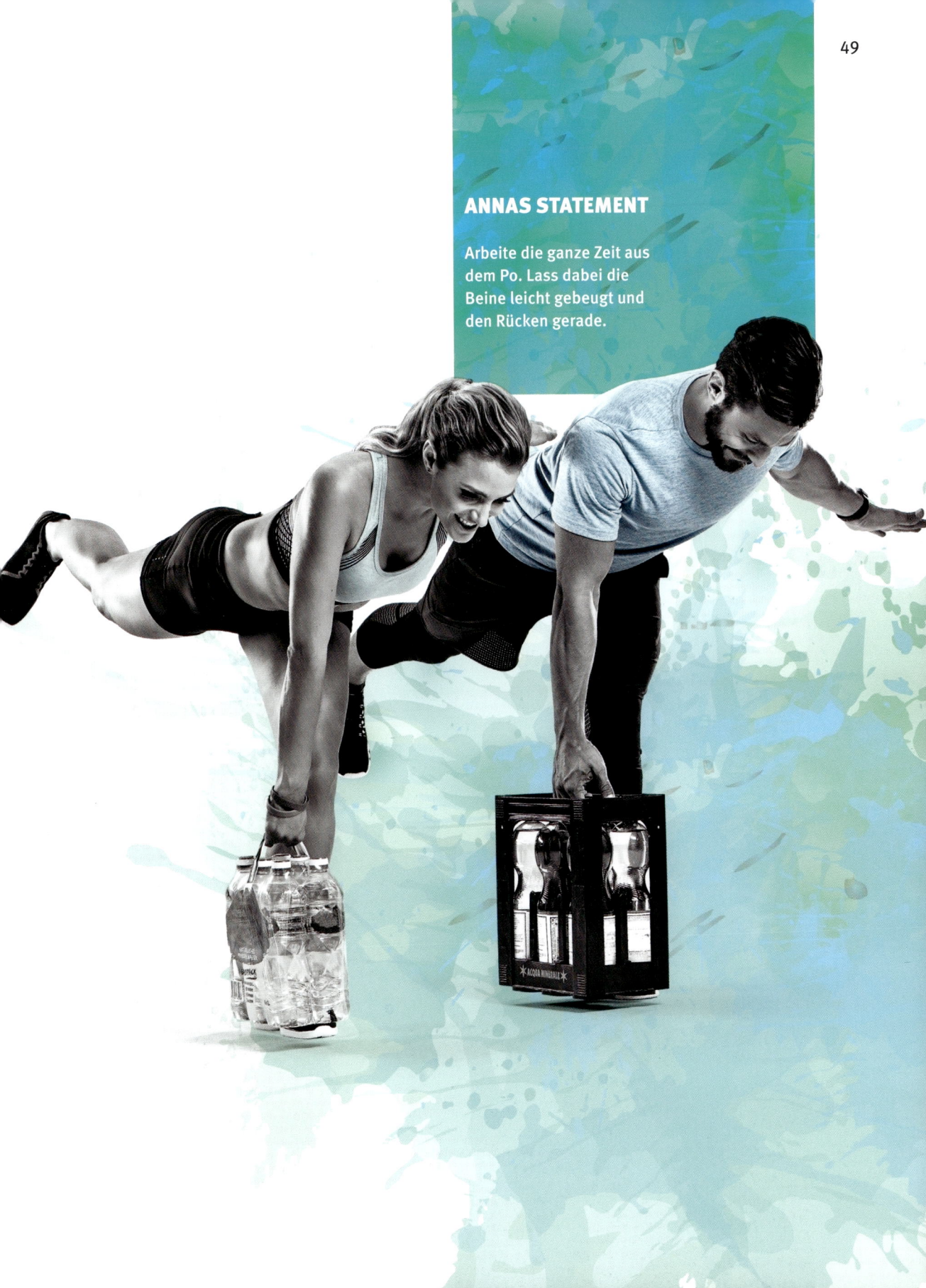

ANNAS STATEMENT

Arbeite die ganze Zeit aus
dem Po. Lass dabei die
Beine leicht gebeugt und
den Rücken gerade.

BRIDGE

Diese Übung kennst du bereits aus dem Warm-up.

1 Ausgangsposition ist die Rückenlage, die Arme liegen gestreckt neben dem Körper, die Beine sind hüftbreit aufgestellt.

2 Spanne erst den Bauch, mit dem Einatmen dann auch das Gesäß an und schiebe es nach oben. Die Arme helfen nicht mit.

3 Senke den Po langsam und immer noch unter Spannung ab, lege ihn aber nicht ganz auf den Boden.

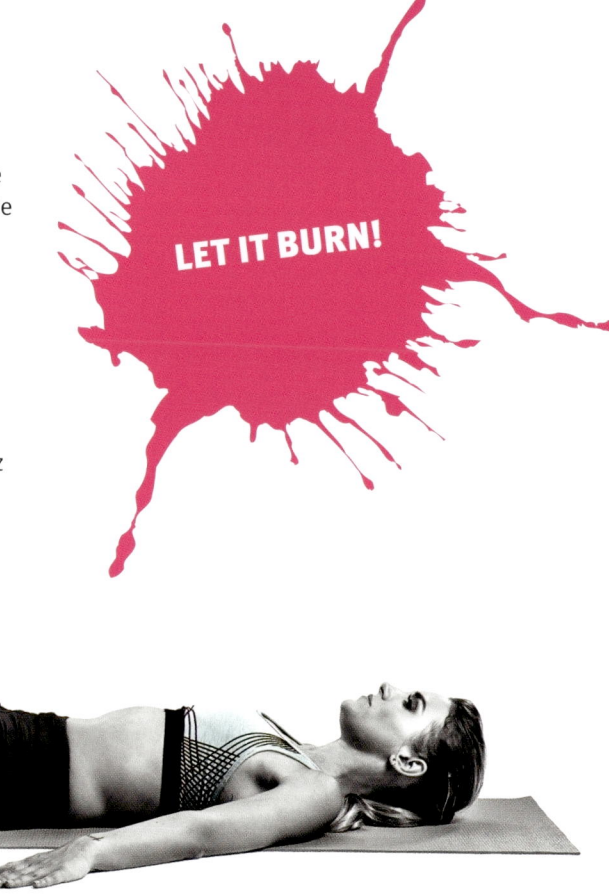

LET IT BURN!

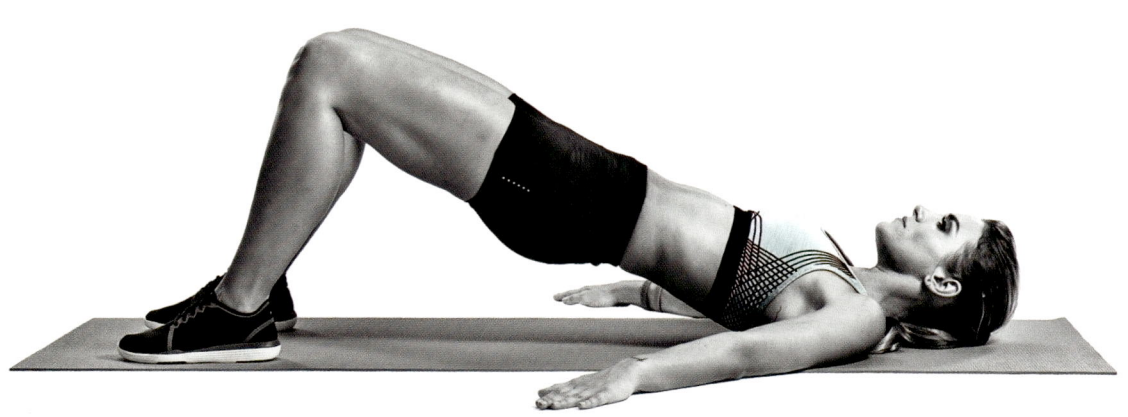

BRIDGE EINBEINIG

Herausforderung für die hinteren Oberschenkel und den Popo.

1 Du liegst auf dem Rücken, die Arme ausgestreckt neben dem Körper.

2 Stelle ein Bein auf und ziehe das andere mit angezogener Fußspitze Richtung Brust. Der Bauch ist angespannt.

3 Versuche nun, den Po so weit wie möglich zum Boden hin abzusenken, ohne ihn jedoch ganz abzulegen.

4 Drücke dann das Gesäß mit der Hüfte wieder nach oben.

5 Nach einem kompletten Satz wechselst du das Bein.

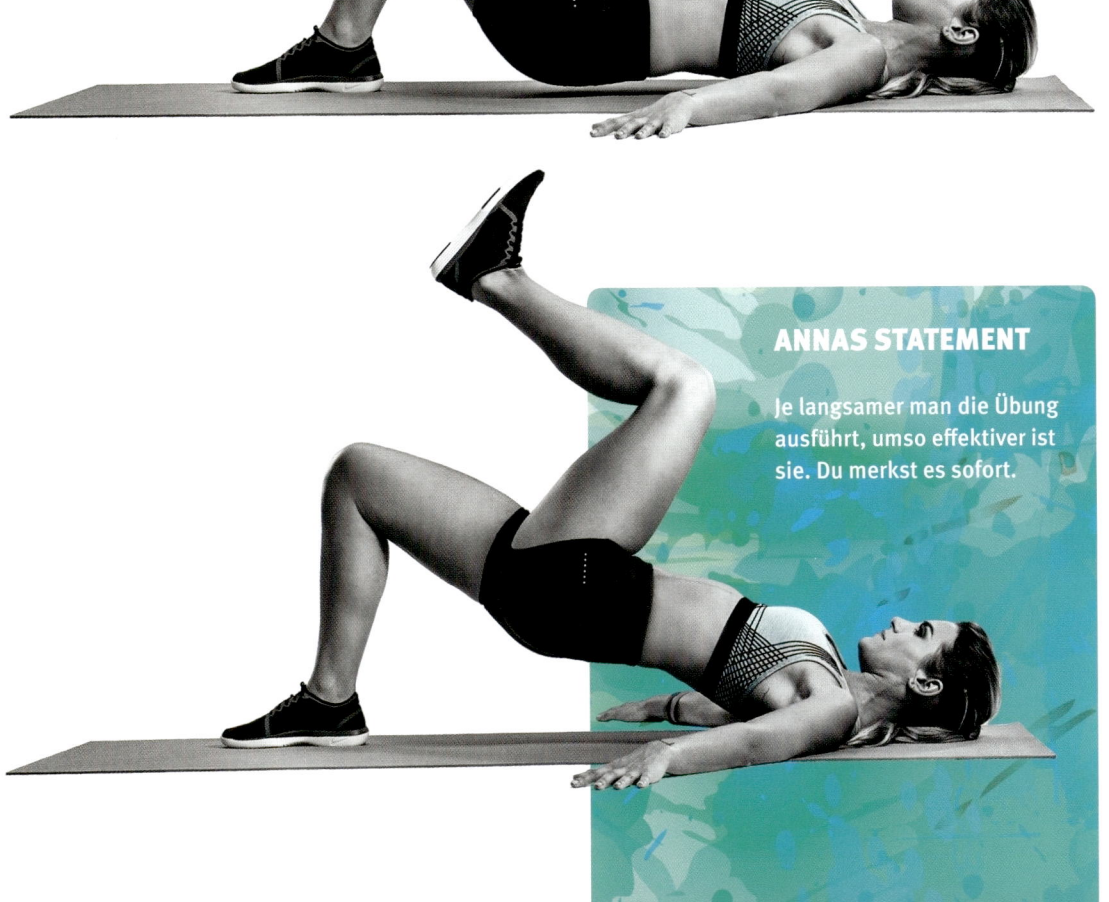

ANNAS STATEMENT

Je langsamer man die Übung ausführt, umso effektiver ist sie. Du merkst es sofort.

HANDTUCH-BRIDGE

Für diese Übung benötigst du ein kleines Handtuch.

1 Lege dich wie bei der »klassischen« Bridge auf den Rücken. Die Beine sind angewinkelt und hüftbreit geöffnet.

2 Stelle die Füße so auf das Handtuch, dass nur die Fersen den Boden berühren. Ziehe die Fußspitzen an.

3 Spanne den Bauch an und strecke die Beine über das Handtuch langsam aus.

4 Ziehe sie dann wieder zu dir heran. Der Bauch bleibt die ganze Zeit über fest.

5 Und Beine wegschieben, herziehen, wegschieben, herziehen …

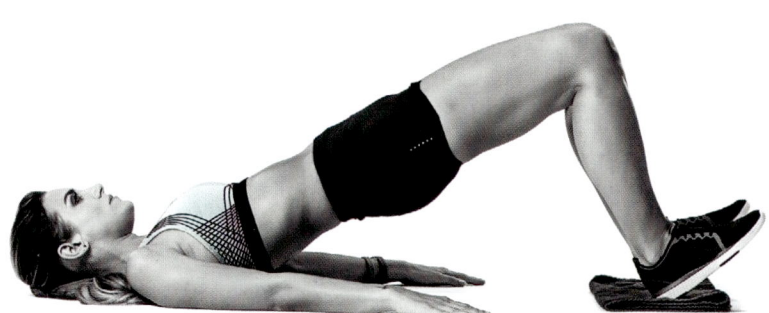

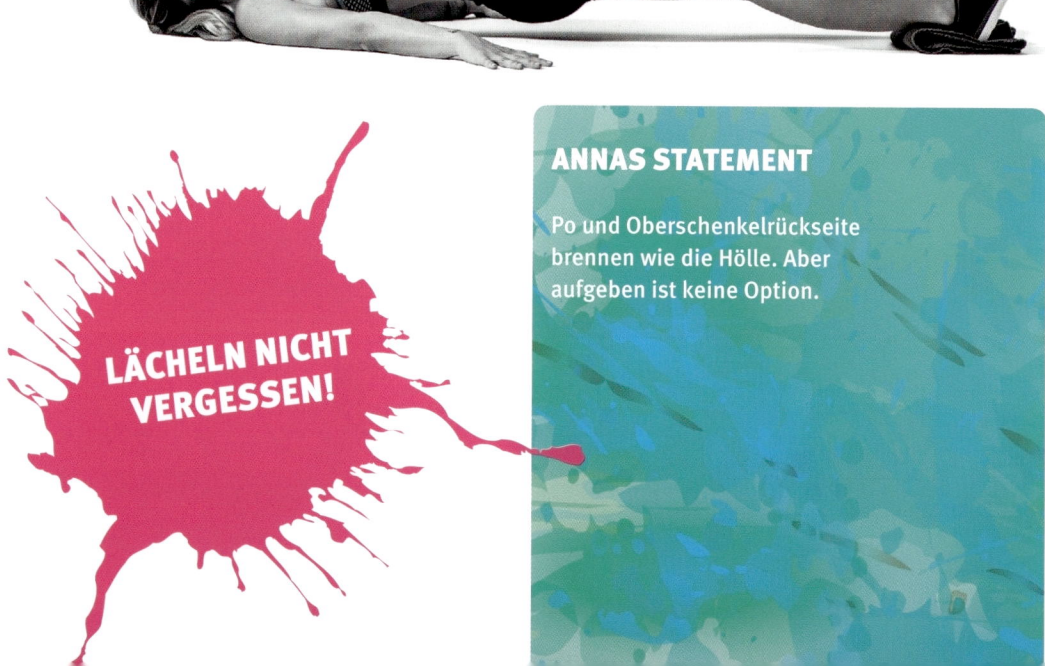

LÄCHELN NICHT VERGESSEN!

ANNAS STATEMENT

Po und Oberschenkelrückseite brennen wie die Hölle. Aber aufgeben ist keine Option.

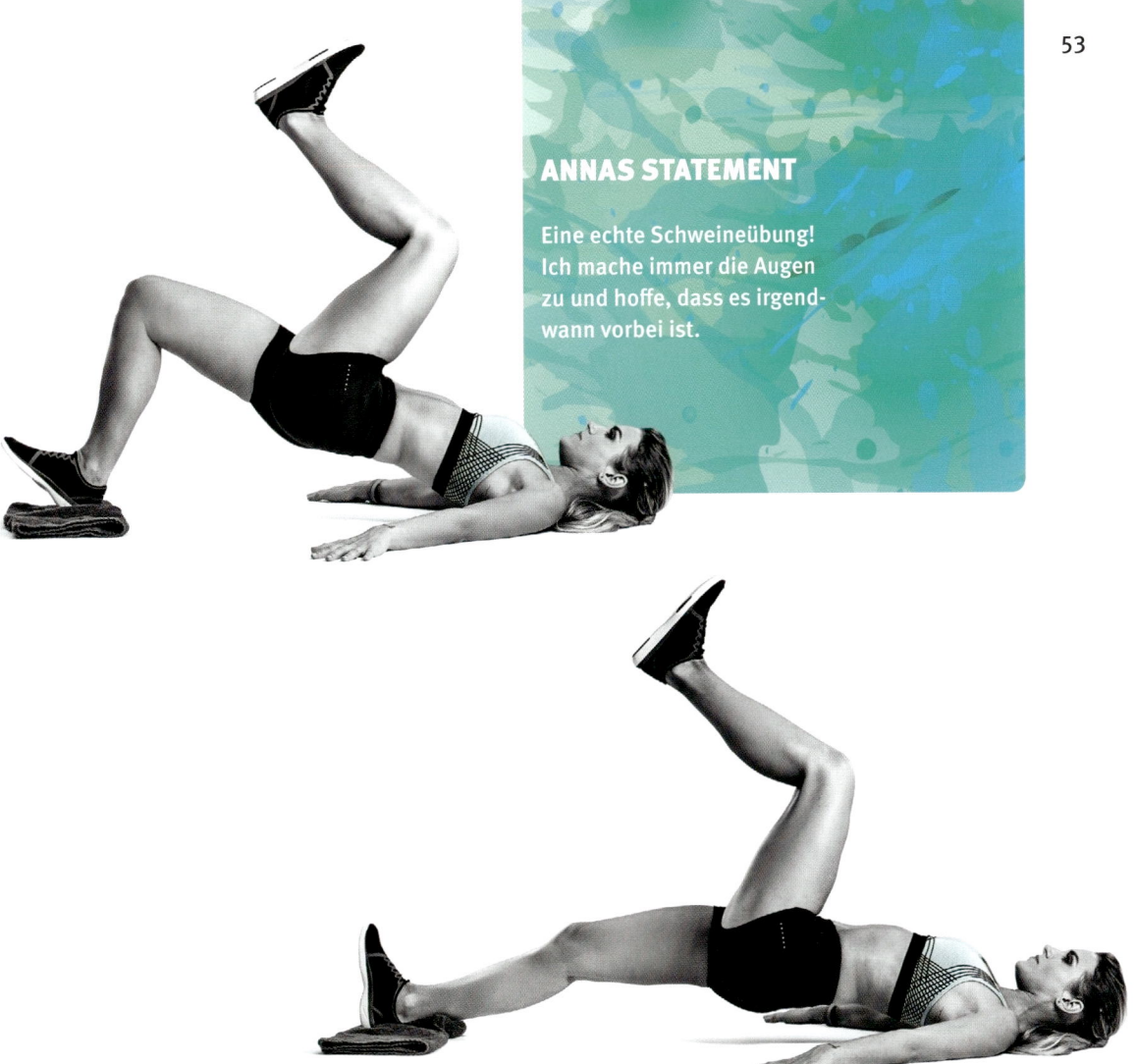

HANDTUCH-BRIDGE EINBEINIG

Für diese Übung benötigst du wieder ein kleines Handtuch.

1 Du liegst auf dem Rücken, die Arme neben dem Körper am Boden.

2 Stelle ein Bein so auf das Handtuch, dass nur die Ferse den Boden berührt. Das andere Bein streckst du nach oben aus, die Oberschenkel stehen etwa im 90-Grad-Winkel zueinander. Ziehe beide Fußspitzen an und spanne den Bauch an.

3 Strecke jetzt das Bein auf dem Handtuch langsam aus, dabei senkt sich der Po zum Boden, ohne ihn ganz zu berühren.

4 Dann ziehst du das Bein wieder an. Der Bauch bleibt die ganze Zeit über fest.

5 Nach jedem kompletten Satz wechselst du das Bein.

HÜFT-BRIDGE

Für diese Übung musst du an der Bett-
oder Sofakante arbeiten. Am besten pols-
terst du die Kante mit einem Handtuch,
dann tut es am Rücken nicht weh.

1 Setze dich vor das Bett oder das Sofa und
schiebe dich nach oben, bis der Schultergürtel (also nur die Schulterblätter) aufliegen.
Die Beine sind angewinkelt, die Füße
schulterbreit geöffnet. Knie, Hüfte und

Oberkörper bilden eine Linie. Verschränke
die Arme vor dem Oberkörper.

2 Jetzt senkst du langsam die Hüfte ab und
beugst die Knie. Durch Anspannen des Pos
schiebst du anschließend die Hüfte wieder
nach oben.

3 Immer weiter so, aber schön langsam.

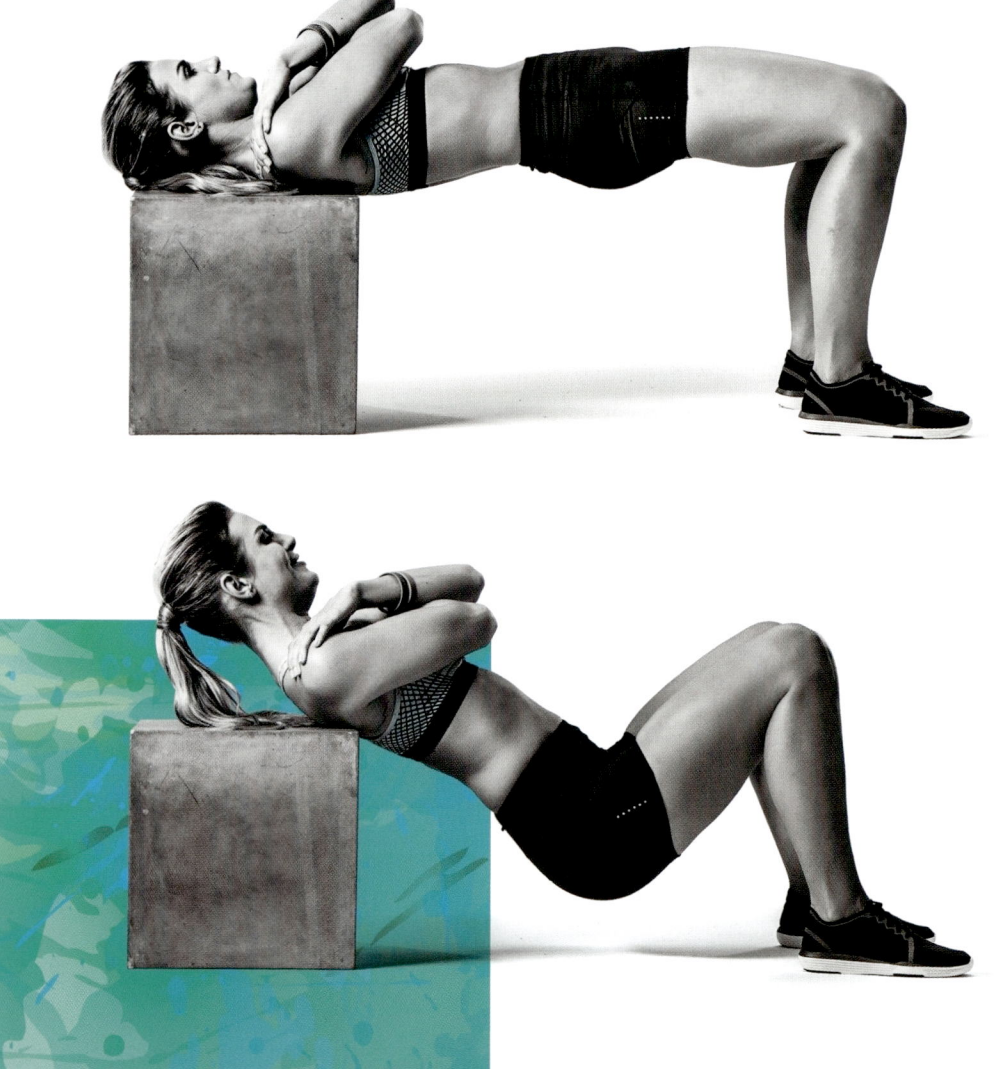

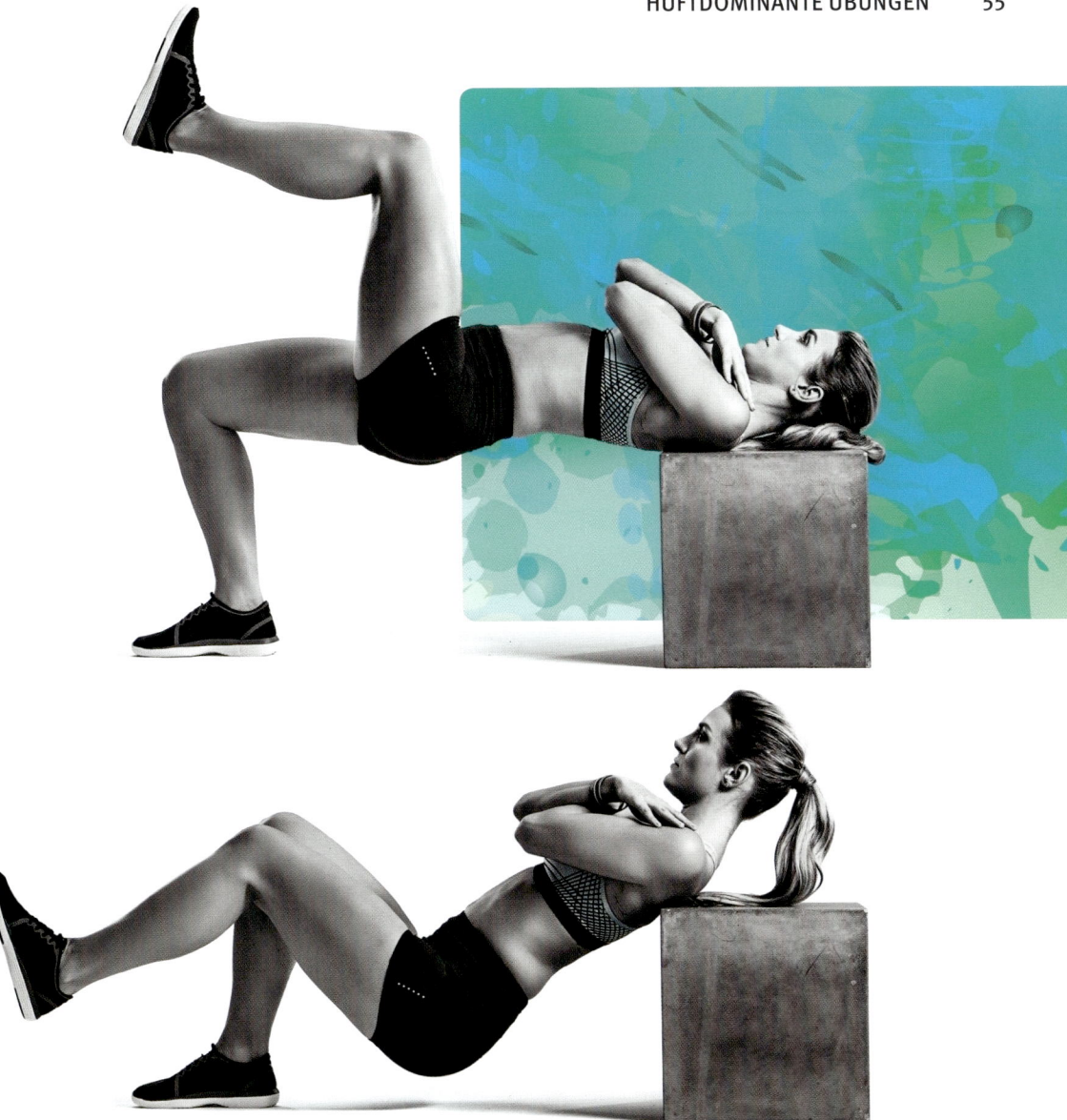

HÜFT-BRIDGE EINBEINIG

Wie bei der »normalen« Hüft-Bridge übst du am Bett oder am Sofa.

1 Positioniere dich zunächst wie bei der »normalen« Hüft-Bridge: Der Schultergürtel liegt auf dem Bett oder dem Sofa. Die Beine sind angewinkelt, Knie, Hüfte und Oberkörper bilden eine Linie.

2 Hebe den Po, löse einen Fuß vom Boden und schiebe das gebeugte Bein nach oben.

3 Senke die Hüften langsam ab.

4 Spann den Po an und schiebe so die Hüften wieder nach oben.

5 Nach jedem Satz das Bein wechseln.

STANDWAAGE

Hier liegt der Fokus ganz klar auf dem Gluteus maximus.

1 Ausgangsposition ist der schulterbreite, aufrechte Stand. Die Arme streckst du auf Schulterhöhe zur Seite.

2 Verlagere das Gewicht auf ein Bein und hebe den Fuß des anderen Beins so weit an, dass du eine Spannung im Gesäß spürst. Das Standbein ist leicht gebeugt.

3 Spanne den Bauch an und lehne den Oberkörper nach vorne, bis Bein und Rücken in etwa eine parallele Linie zum Boden bilden. Der Kopf ist in Verlängerung der Wirbelsäule, der Blick geht zum Boden. Wichtig: Beide Pobacken müssen auf einer Höhe bleiben. Sie dürfen nicht zu einer Seite abfallen.

4 Gehe langsam zurück in die Ausgangsposition. Und dann wieder vor.

5 Nach jedem Satz wechselst du das Bein.

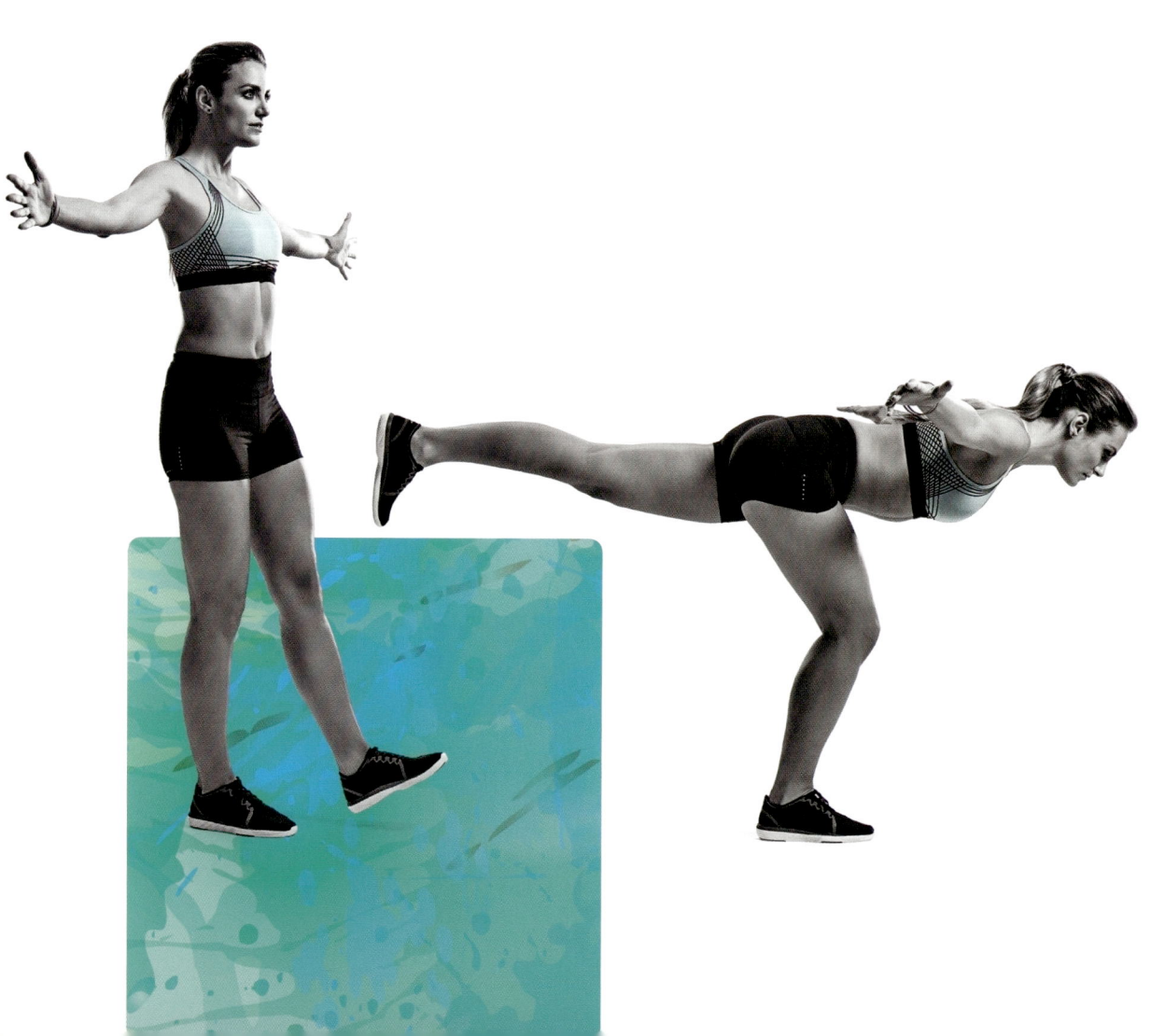

STANDWAAGE MIT GEWICHT

Hier macht das Gewicht den Po, daher solltest du es kontinuierlich von Woche zu Woche erhöhen.

1 Ausgangsposition ist wieder der schulterbreite, aufrechte Stand. In der Hand, auf deren Seite du das Bein nach hinten streckst, hältst du eine Hantel, Flasche oder einen kleinen Getränke-Sixpack. Den anderen Arm streckst du zur Seite.

2 Verlagere wie bei der klassischen Standwaage das Gewicht auf das Standbein und hebe den anderen Fuß so weit an, bis du die Spannung im Gesäß spürst. Das Standbein ist leicht gebeugt.

3 Spanne den Bauch an und lehne den Oberkörper nach vorne. Bein, Rücken und Kopf bilden eine Linie. Der Blick geht zum Boden. Der Arm mit dem Gewicht bleibt lang.

4 Vollende wieder erst den Satz, ehe du aufs andere Bein wechselst.

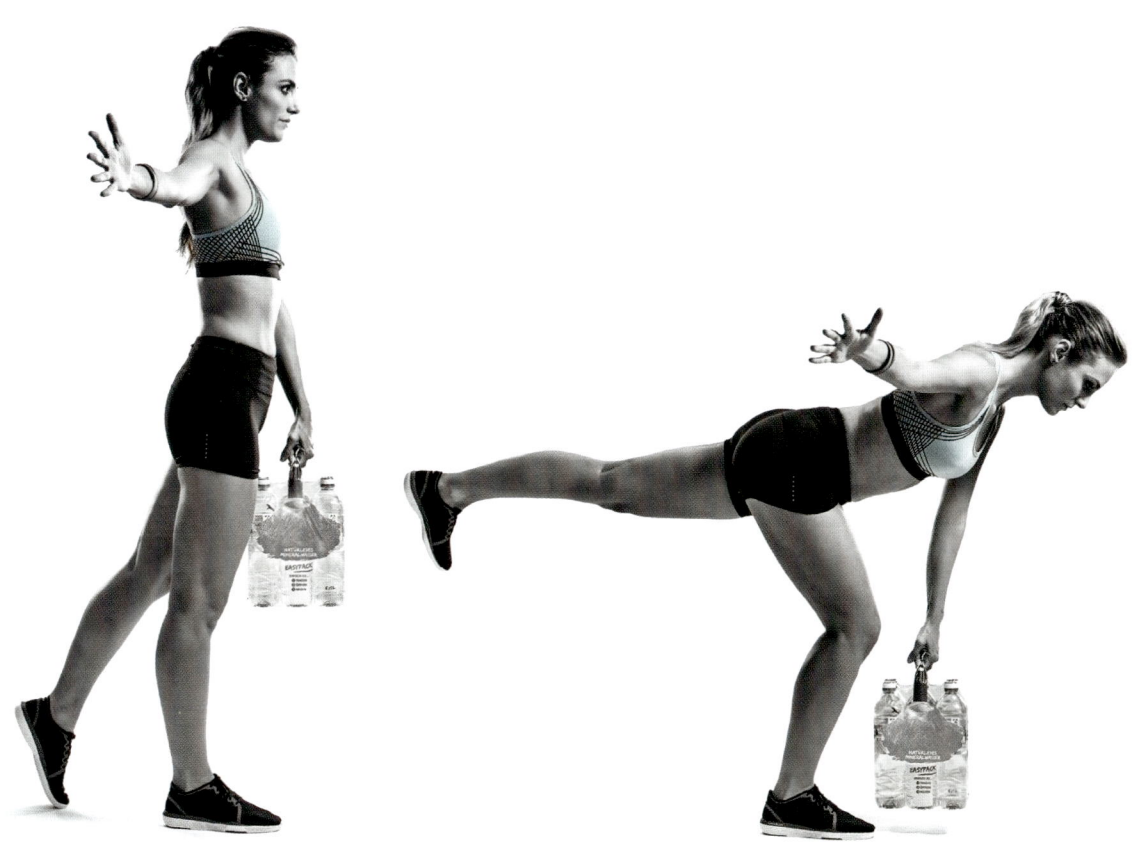

OBERKÖRPER- UND CORE-ÜBUNGEN

Der Fokus dieser Übungen liegt auf dem Aufbau eines stabilen Rumpfs und einer starken Halte- und Stützmuskulatur im Oberkörper. Es geht nicht darum, sich dicke Arme anzutrainieren. Das Ziel ist vielmehr ein athletischer und ganzheitlich trainierter Körper.

PLANK

Kennst du auch schon aus dem Warm-up.

1 Deine Ausgangsposition ist der Unterarmstütz. Die Ellbogen sind unter den Schultern, die Füße stehen Knöchel an Knöchel und berühren nur mit den Zehenspitzen den Boden. Der Bauch ist angespannt. Der Körper bildet eine gerade Linie, parallel zum Boden.

2 Halte die Position – je nach Trainingslevel immer länger.

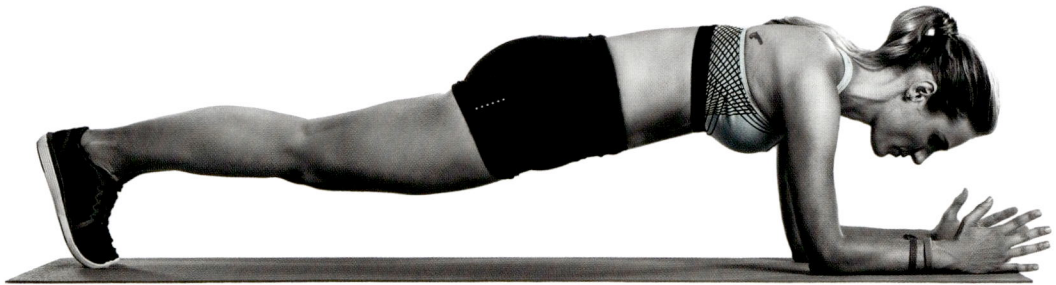

GOOD TO KNOW

»Core« bedeutet übersetzt »Kern«, »Kernstück« oder »Innerstes«. Core-Übungen beanspruchen also die tief liegende Muskulatur und somit die Kernmuskulatur in Bauch, Rücken und Becken. Mit Core-Training verbesserst du deine gesamte Körperstabilität.

PLANK MIT ABDUKTION

Am Anfang spürst du hier das Ziehen vor allem im Bauch, am Ende mehr und mehr in der Pomuskulatur.

1 Geh in den Unterarmstütz, die Ellbogen sind unter den Schultern. Die Füße stehen Knöchel an Knöchel und berühren nur mit den Zehenspitzen den Boden. Der Bauch ist angespannt.

2 »Setze« deine Füße mit kleinen Schritten auseinander, bis die Beine etwa schulterbreit geöffnet sind.

3 Dann »trippelst« du wieder zur Mitte.

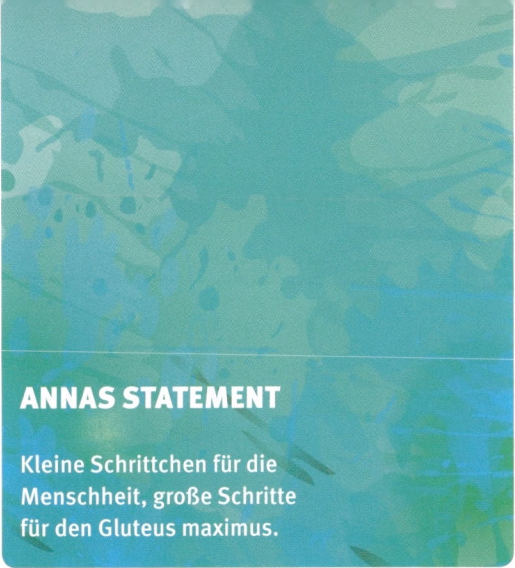

ANNAS STATEMENT

Kleine Schrittchen für die Menschheit, große Schritte für den Gluteus maximus.

4 Und wieder auf, zu, auf … ohne Pause und in einer flüssigen Bewegung.

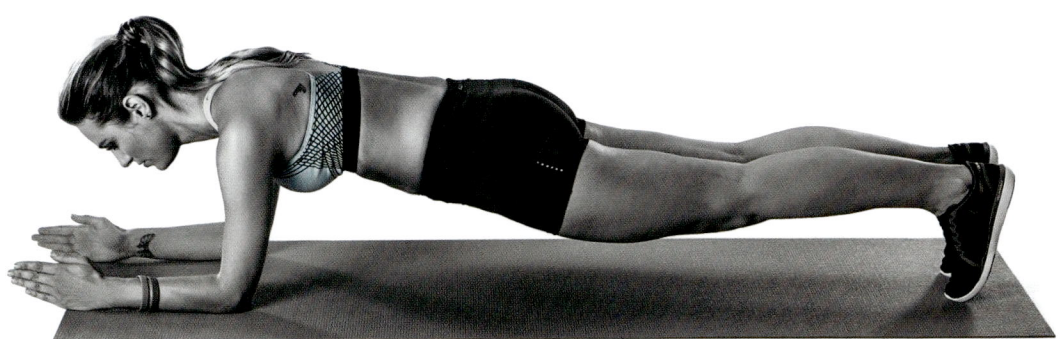

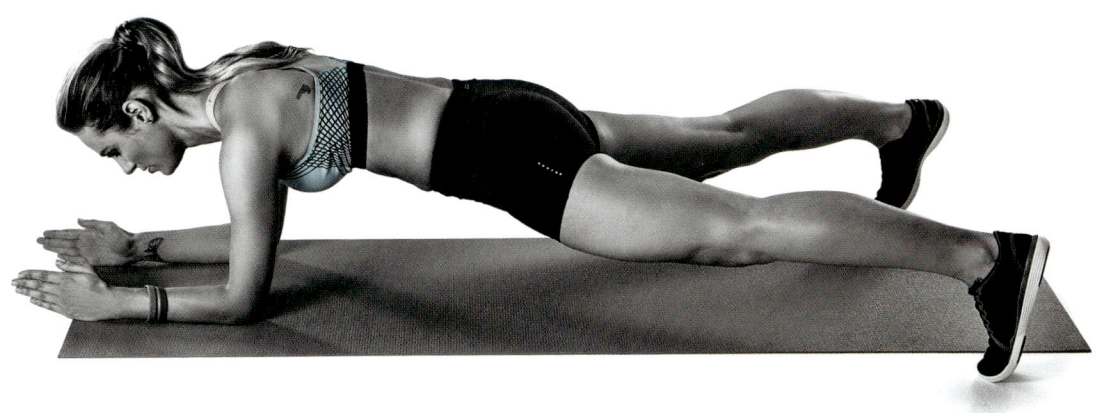

SIDE PLANK

Noch eine Übung, die du sonst zum Aufwärmen machst. Aber jetzt wird das Ganze öfter wiederholt.

1 Ausgangsposition ist der seitliche Stütz, der eine Ellbogen befindet sich unter der Schulter. Die Beine sind gestreckt. Der Bauch angespannt.

2 Versuche, den Körper die ganze Zeit über in einer Linie zu halten.

3 Nach jedem Satz die Seite wechseln.

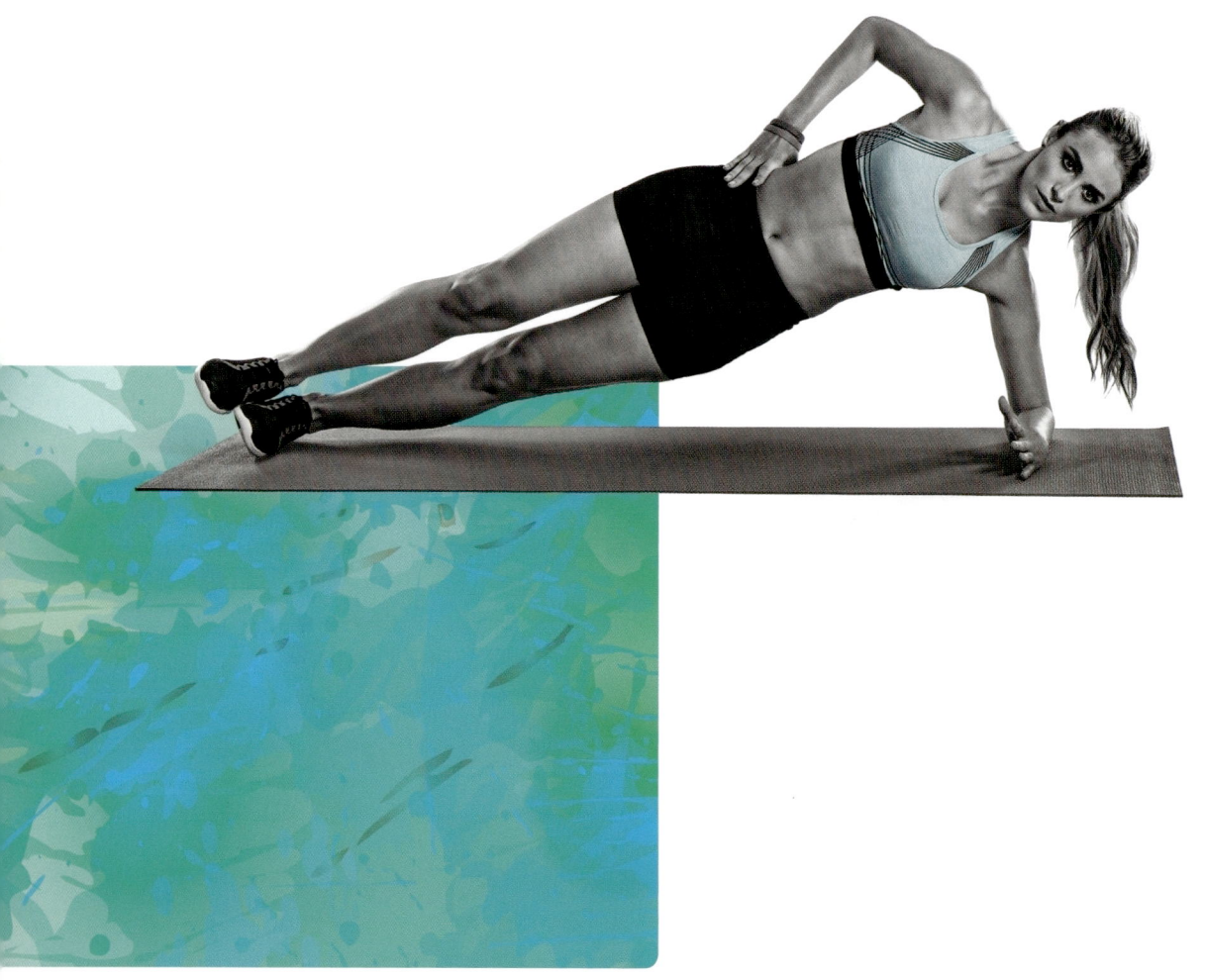

SIDE PLANK MIT ABDUKTION KURZ

Das ist eine tolle Kombiübung: Auf der stützenden Seite spürst du deine seitlichen Bauchmuskeln und beim oberen Bein am Po eine Megaspannung.

1 Ausgangsposition für diese Variante ist wie gewohnt der seitliche Stütz mit Ellbogen unter der Schulter. Aber jetzt ist das untere Bein 90 Grad angewinkelt.

2 Hebe das obere gestreckte Bein an, drehe dabei die Fußspitze leicht Richtung Boden.

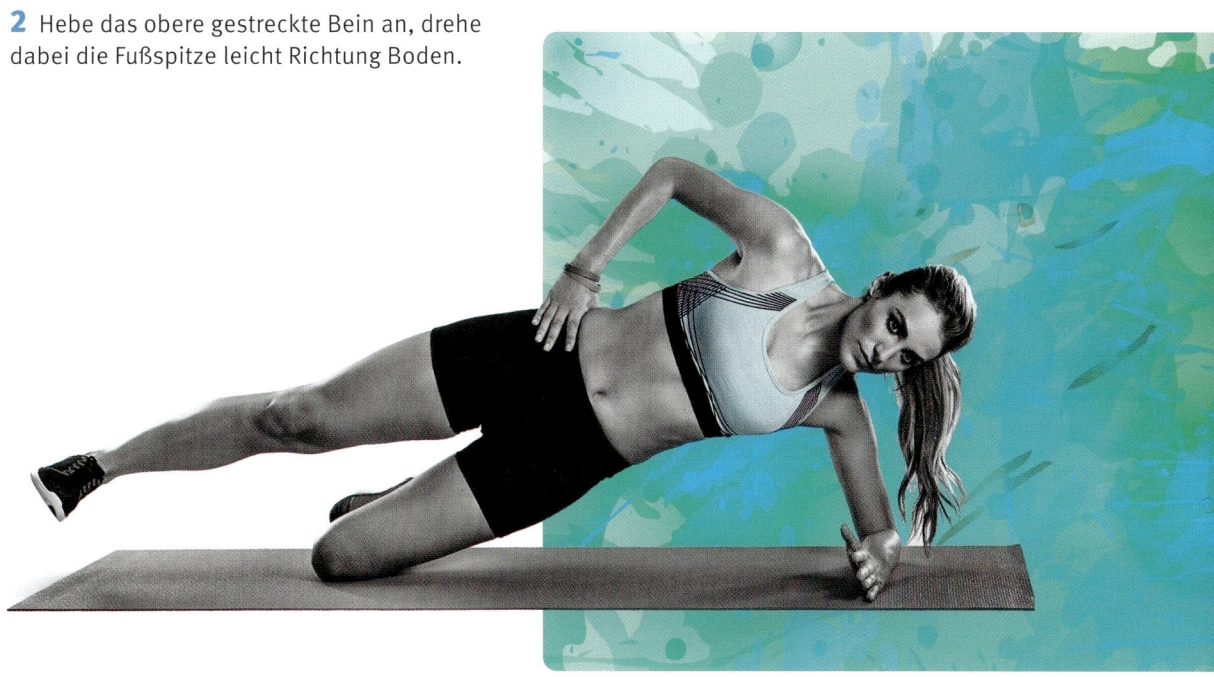

3 Senke das Bein langsam wieder, lege es jedoch nicht ganz ab. Versuche, den Körper die ganze Zeit über in einer Linie zu halten.

4 Nach jedem Satz die Seite wechseln.

SIDE PLANK MIT ABDUKTION LANG

Die Kombiübung von Seite 61 diesmal mit gestreckten Beinen.

1 Ausgangsposition ist wieder der seitliche Stütz (Ellbogen unter der Schulter). Die Beine sind wie beim klassischen Side Plank lang gestreckt. Der Bauch ist angespannt. Versuche, den Körper die ganze Zeit über in einer Linie zu halten.

2 Hebe das obere Bein an und senke es dann langsam wieder ab. Drehe dabei die Fußspitze leicht Richtung Boden.

3 Und auf und zu … Bist du mit einem Satz fertig, wechselst du die Seite.

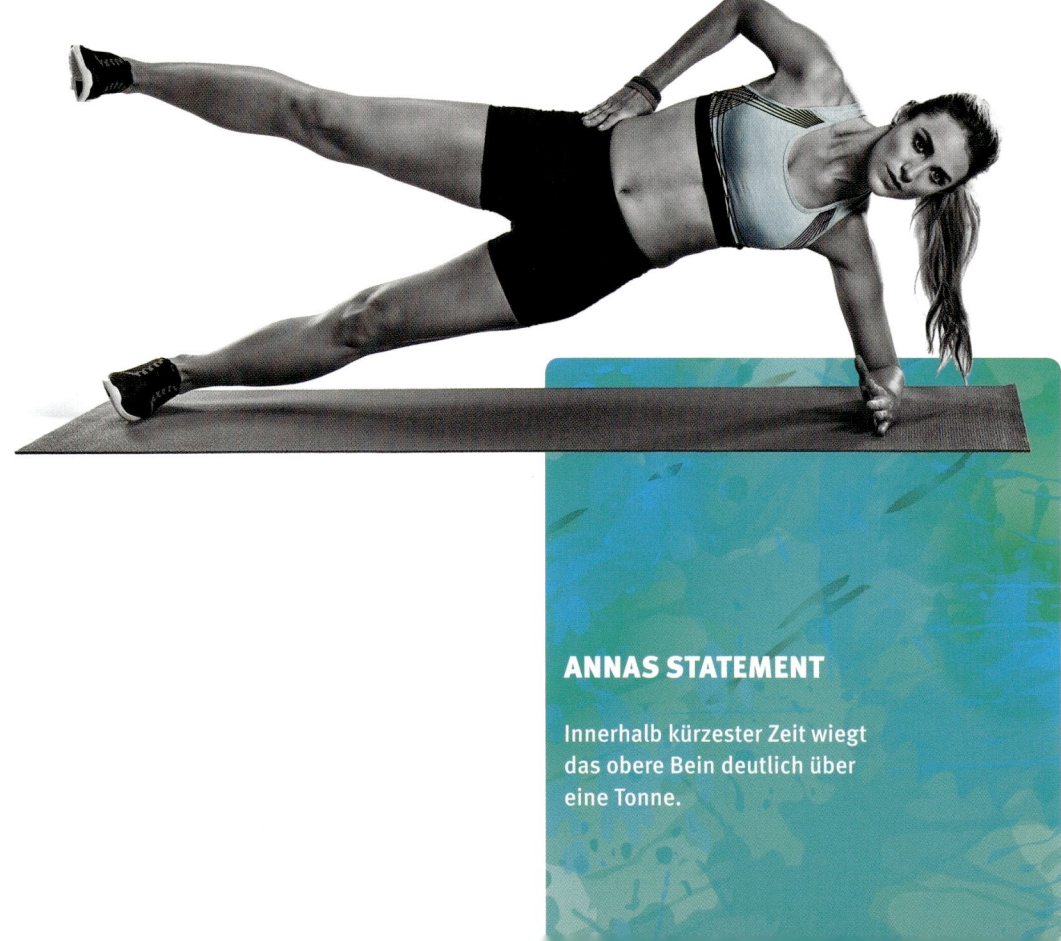

ANNAS STATEMENT

Innerhalb kürzester Zeit wiegt das obere Bein deutlich über eine Tonne.

SIDE PLANK CRUNCH

Das ist der Knaller für die seitlichen Bauchmuskeln. Unten müssen sie den Rumpf stabilisieren, oben werden sie durch die Bewegung trainiert.

1 Ausgangsposition ist der seitliche Stütz mit dem Ellbogen unter der Schulter. Die Hand des freien Arms liegt am Kopf. Die Beine sind lang, nur die Außenseite des unten liegenden Fußes berührt den Boden.

2 Hebe das obere Bein an und drehe die Fußspitze leicht Richtung Boden ein. Versuche, den Körper die ganze Zeit über in einer Linie zu halten.

3 Führe nun das obere Knie und den oberen Ellbogen zusammen, ohne dabei mit dem Körper nach vorne zu kippen.

4 Und wieder strecken.

5 Nach jedem Satz die Seite wechseln.

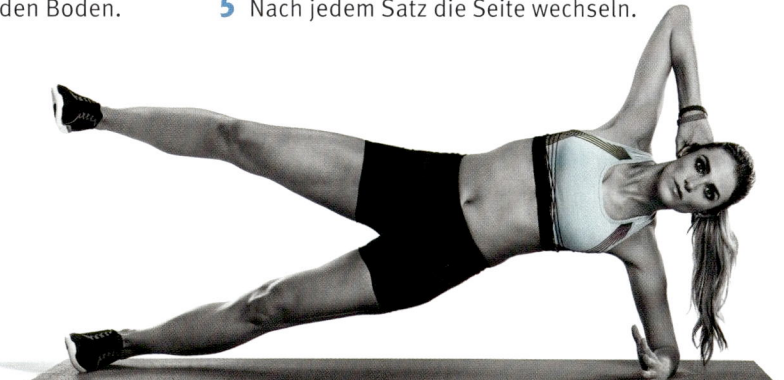

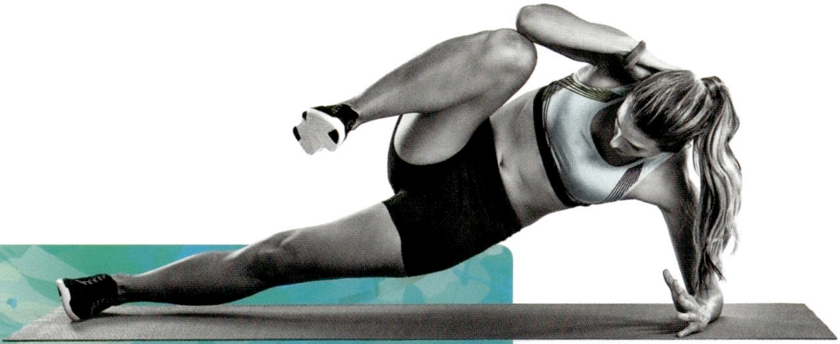

ANNAS STATEMENT

Echt hart! Achte im Zweifel lieber auf eine saubere Ausführung als auf die Wiederholungsanzahl.

KEINE AUSREDEN!

DIP KURZ

Für diese Übung brauchst du wieder die Bett- oder Sofakante oder einen stabilen Stuhl. Ein entsprechend hoher Wasserkasten tut's auch – mit vollen Flaschen wegen der Stabilität.

1 Stell dich rücklings vor dein »Fitnessgerät« und platziere beide Hände darauf. Die Finger zeigen zu dir. Beide Beine sind etwa im 90-Grad-Winkel gebeugt. Die Arme sind gestreckt.

2 Beuge nun die Ellbogen und senke den Po so nah wie möglich an der Kante so tief wie möglich ab, ohne jedoch den Boden zu berühren.

3 Anschließend streckst du beide Ellbogen wieder und hebst damit Po und Hüfte wieder an. Und gleich wieder nach unten.

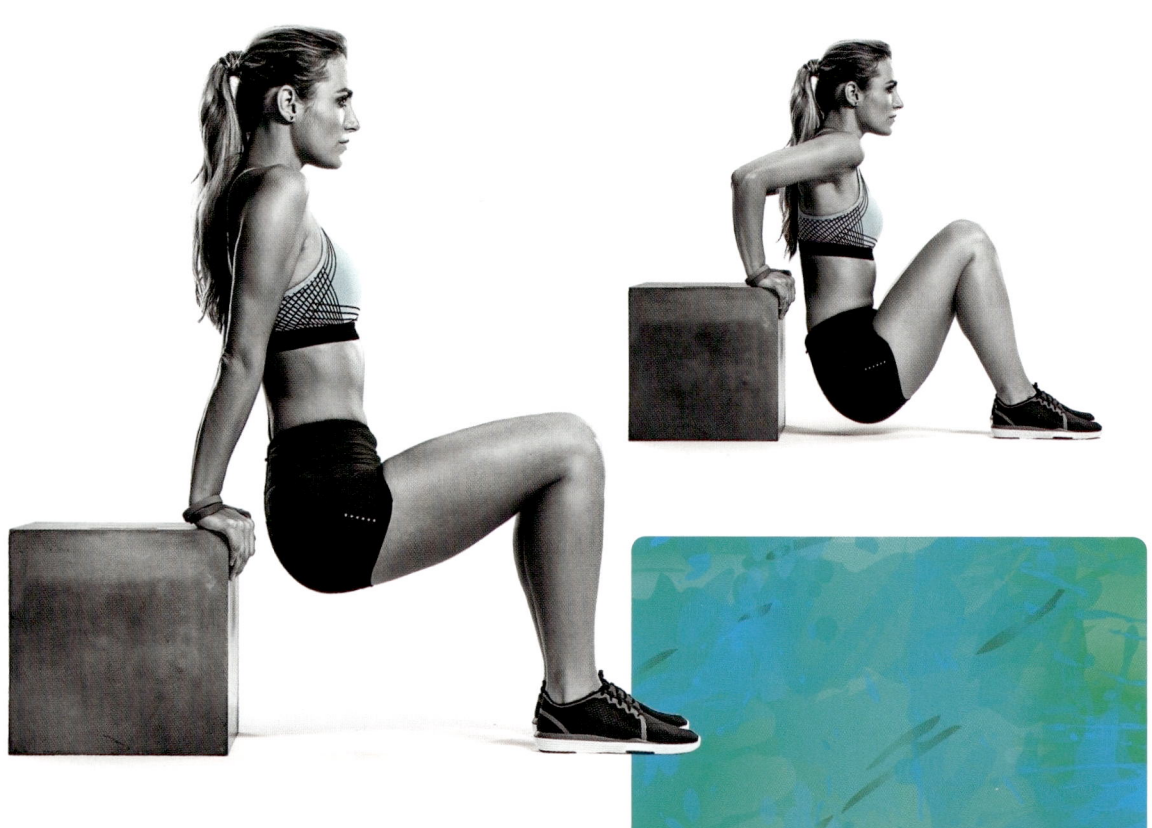

ANNAS STATEMENT

Nicht pfuschen! Nur aus den Armen arbeiten, nicht mit der Hüfte nachhelfen. Wir trainieren hier mal unsere Arme. Perfekte Vorbereitung für Push-ups.

DIP MIT GESTRECKTEN BEINEN

Variante für alle, die schon mehr Kraft aufgebaut haben.

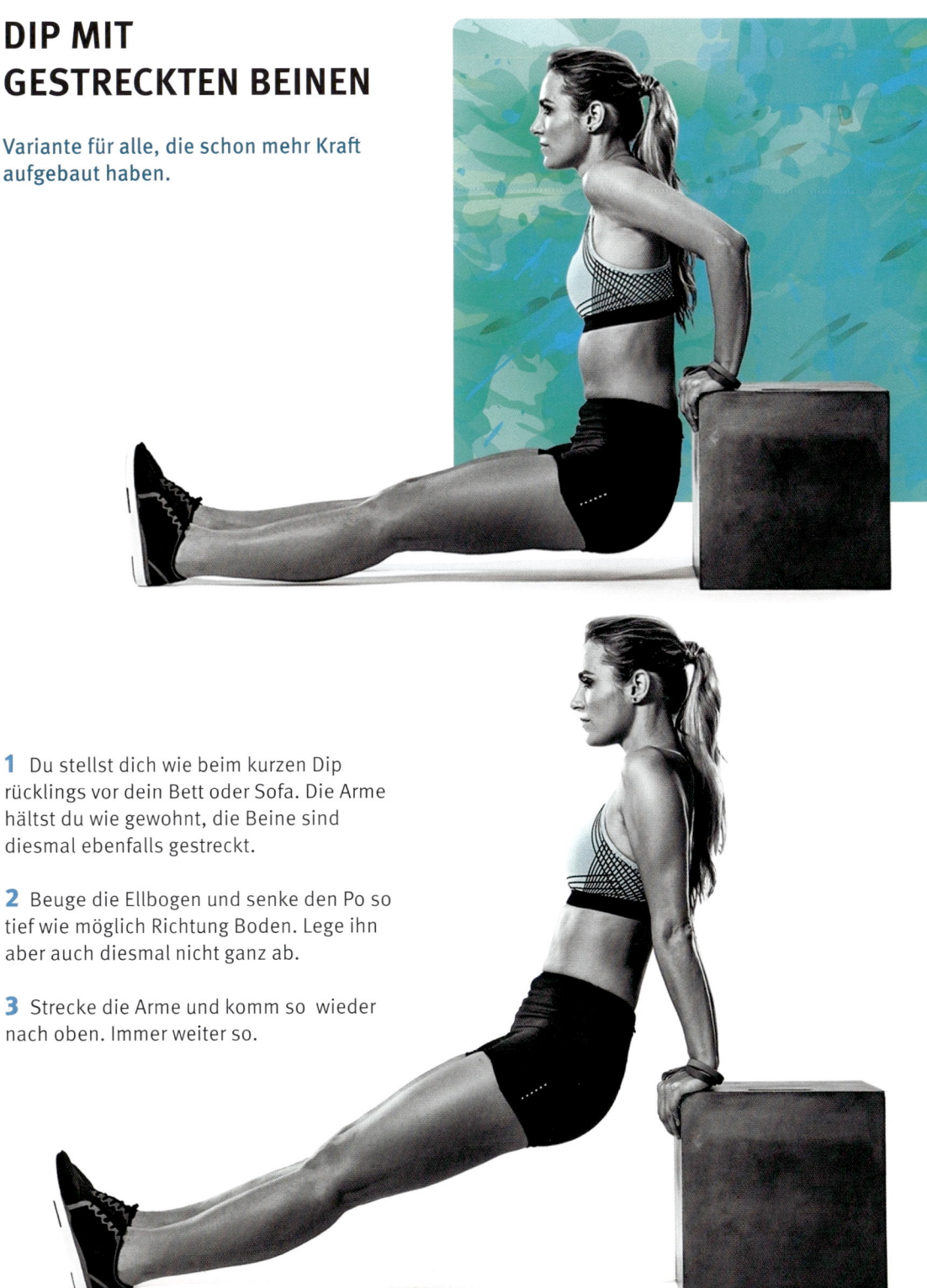

1 Du stellst dich wie beim kurzen Dip rücklings vor dein Bett oder Sofa. Die Arme hältst du wie gewohnt, die Beine sind diesmal ebenfalls gestreckt.

2 Beuge die Ellbogen und senke den Po so tief wie möglich Richtung Boden. Lege ihn aber auch diesmal nicht ganz ab.

3 Strecke die Arme und komm so wieder nach oben. Immer weiter so.

SHRIMP

Die beste Übung für den Bauch, allerdings nur, wenn du sie auch nur in der vorderen Bauchmuskulatur spürst und nicht im Rücken. Anderenfalls solltest du versuchen, erst mal dein Hohlkreuz auszugleichen.

1 Leg dich auf den Rücken und klemm dir auf einer Seite ein Buch zwischen Ellbogen und Knie. Die andere Seite bleibt gestreckt.

2 Hebe den Oberkörper so weit wie möglich vom Boden an. Fixiere die Körperseite mit dem Buch und halte die Position.

3 Auf der anderen Seite ziehst du Arm und Bein erst an und streckst sie dann wieder.

WICHTIG

Achte darauf, dass du beim Üben nicht ins Hohlkreuz fällst. Drücke daher den unteren Rücken immer fest auf den Boden und halte die Spannung im Bauch.

4 Im fließenden Wechsel immer weiter so: Anziehen, strecken, anziehen, strecken …

5 Nach jedem vollendeten Satz erfolgt ein Seitenwechsel.

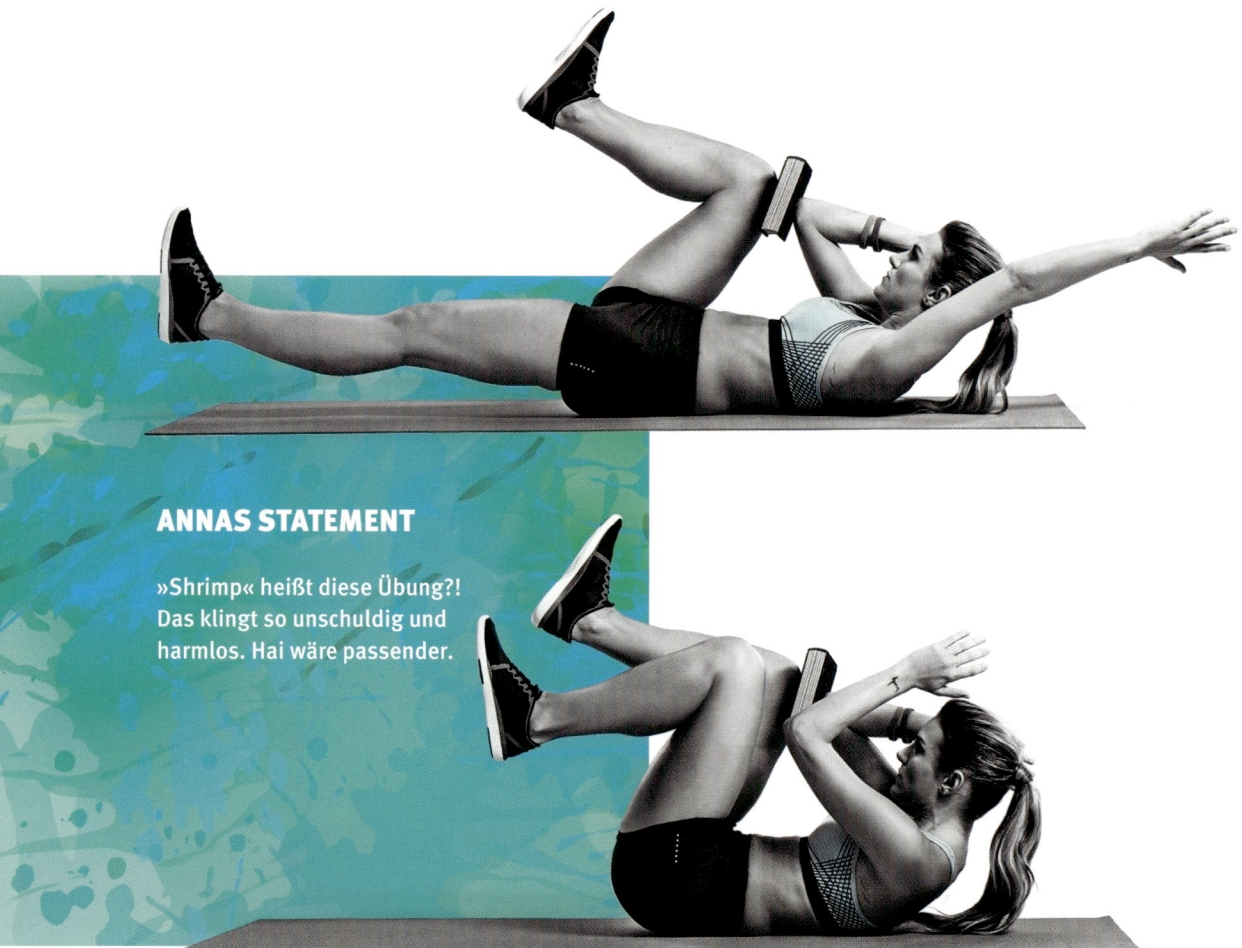

ANNAS STATEMENT

»Shrimp« heißt diese Übung?! Das klingt so unschuldig und harmlos. Hai wäre passender.

LATZUG BAUCH

Für diese Übung brauchst du ein kleines Handtuch, das du der Länge nach zur Rolle aufdrehst.

1 Lege dich auf den Bauch. Greife die Enden der Handtuchrolle, strecke Arme und Beine und stelle die Fußspitzen auf den Boden. Der Kopf bildet die Verlängerung der Wirbelsäule, der Blick geht zum Boden.

2 Beuge die Ellbogen und ziehe die Arme seitlich neben dem Kopf nach hinten. Die Schulterblätter werden dabei zusammengedrückt. Das Handtuch bleibt die ganze Zeit über unter Spannung.

3 Strecke anschließend die Arme langsam wieder nach vorne aus.

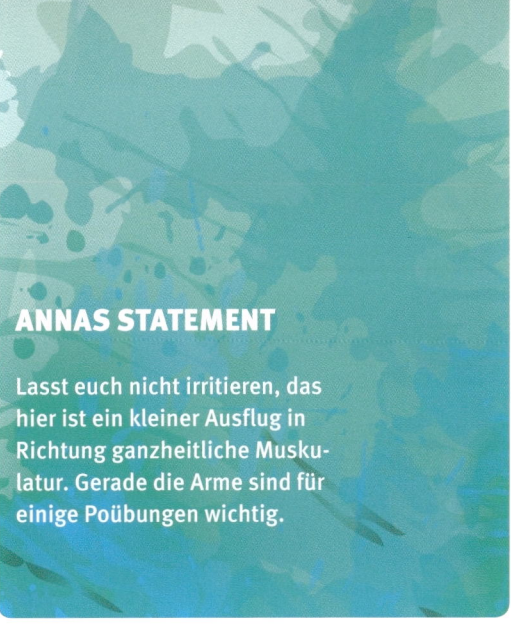

ANNAS STATEMENT

Lasst euch nicht irritieren, das hier ist ein kleiner Ausflug in Richtung ganzheitliche Muskulatur. Gerade die Arme sind für einige Poübungen wichtig.

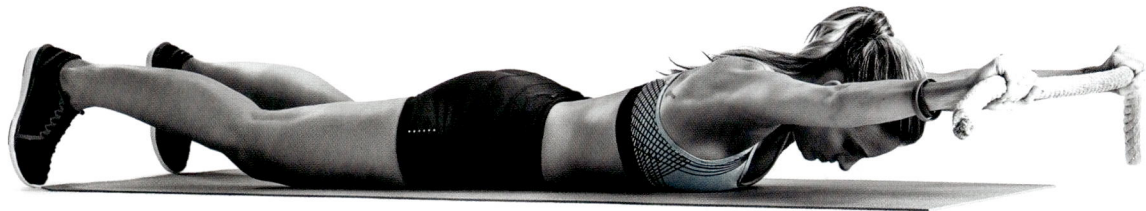

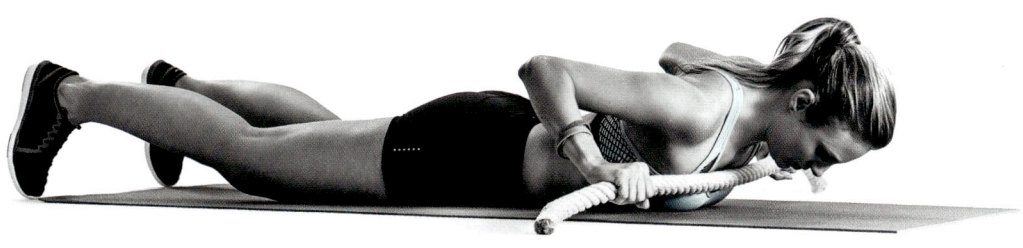

MÄDELS-PUSH-UP

Keine Ausreden, diese Liegestützen kann wirklich jeder.

1 Geh auf die Knie und platziere die Hände unter den Schultern. Spanne den Bauch an und halte den Rücken gerade. Der Blick geht zum Boden.

2 Beuge die Ellbogen und senke den Oberkörper dabei so weit wie möglich ab.

3 Drücke dich dann wieder hoch – mit der Kraft aus den Armen. Die Ellbogen zeigen die ganze Zeit nach hinten.

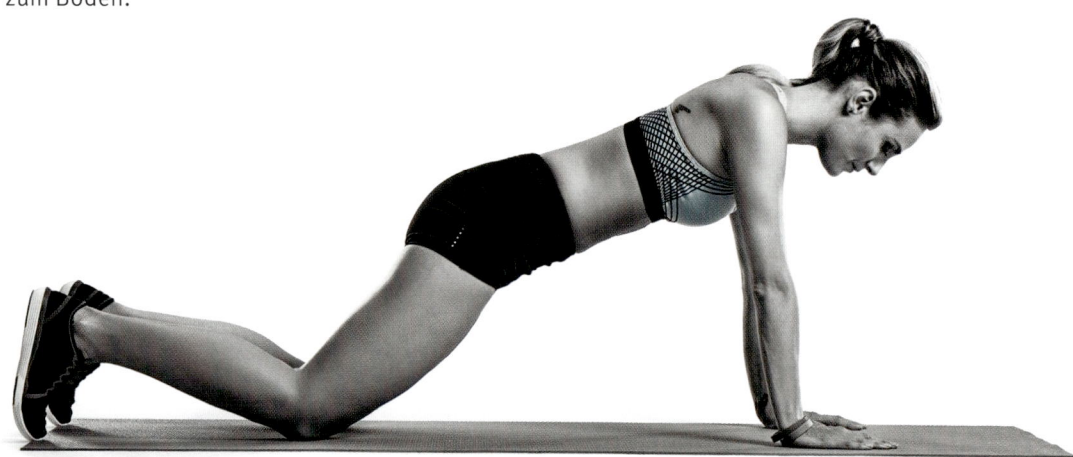

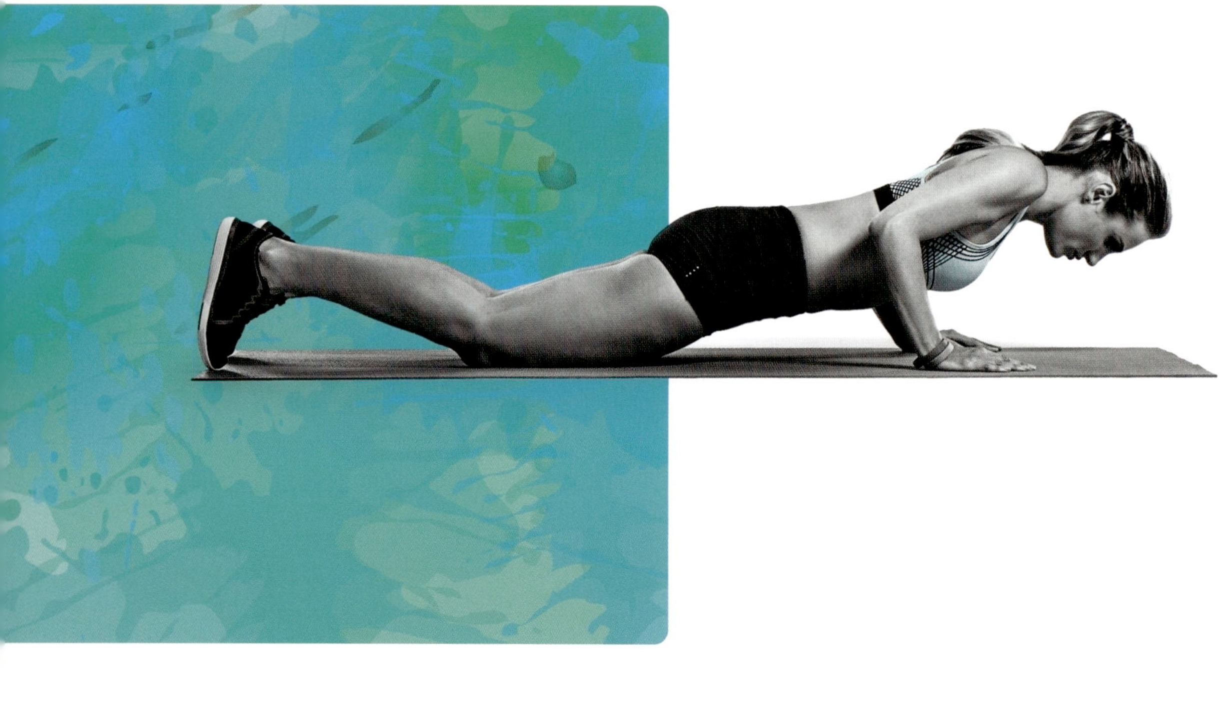

PUSH-UP

Perfekte Übung für stramme Arme und eine tolle Bauchmuskulatur.

1 Stelle die Füße schulterbreit auf dem Boden auf und platziere die Hände unter den Schultern. Der Bauch ist angespannt, der Rücken gerade, der Blick geht zum Boden.

2 Beuge nun die Ellbogen und senke den Oberkörper so weit wie möglich ab.

3 Dann drückst du ihn wieder nach oben in die Ausgangsposition. Wichtig: Auch hier zeigen die Ellbogen immer nach hinten.

ANNAS STATEMENT

Ich habe mit zwei ordentlichen Wiederholungen begonnen, aber es wurden von Woche zu Woche mehr.

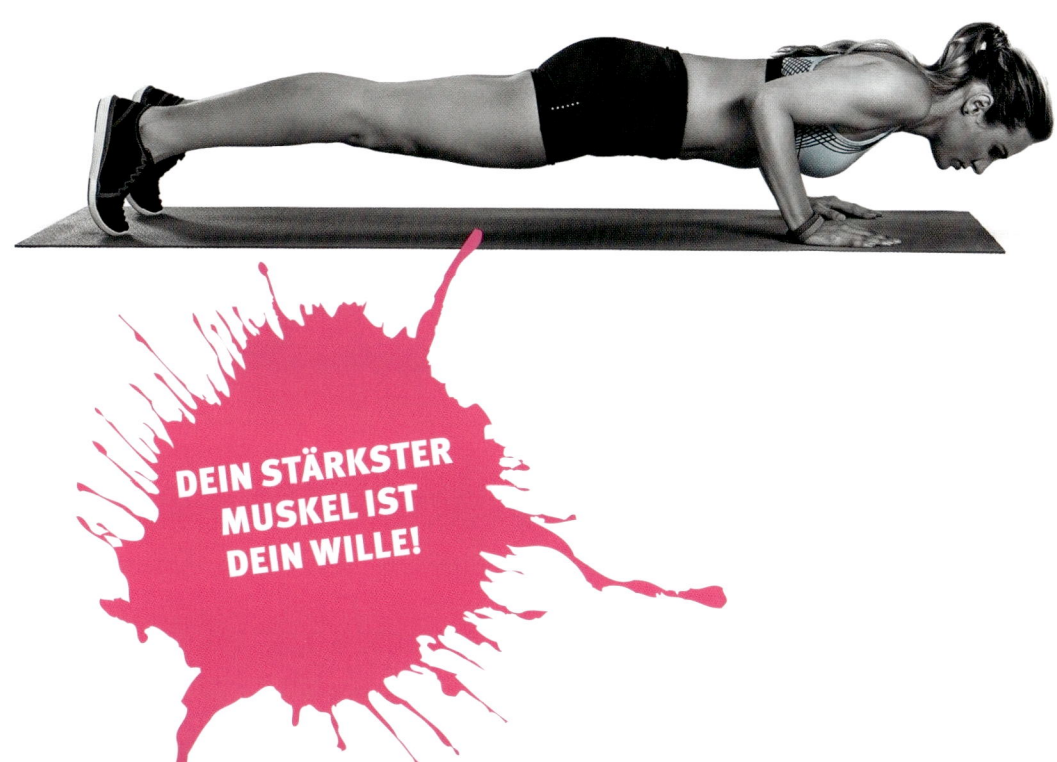

DEIN STÄRKSTER MUSKEL IST DEIN WILLE!

SINGLE ARM ROW

Du machst es richtig, wenn du etwas an der Vorderseite des Arms (Bizeps) und im obereren Rückenbereich spürst. Ganz nebenbei kräftigst du dann nämlich auch deinen Rumpf.

1 Ausgangsposition ist die klassische Liegestützposition: Füße schulterbreit auf dem Boden, Hände unter den Schultern, Rücken gerade, Bauch angespannt, Blick zum Boden.

2 Hebe eine Hand vom Boden, beuge den Ellbogen und balle die Hand zur Faust.

3 Ziehe nun den Ellbogen seitlich am Körper nach oben.

4 Geh wieder ein bisschen nach unten. Und wieder nach oben. Immer im Wechsel.

5 Bist du mit einem Satz fertig, trainierst du die andere Seite.

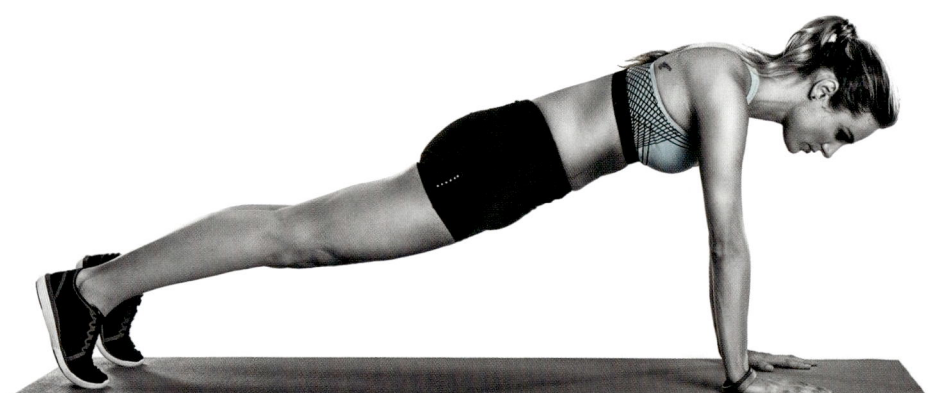

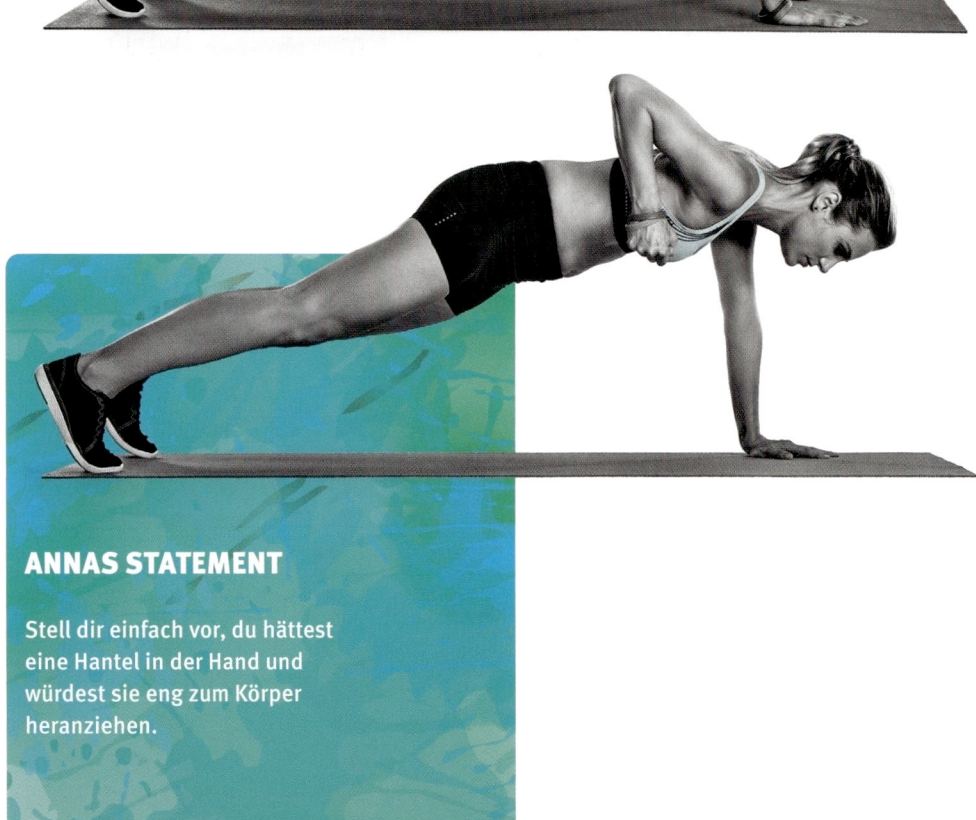

ANNAS STATEMENT

Stell dir einfach vor, du hättest eine Hantel in der Hand und würdest sie eng zum Körper heranziehen.

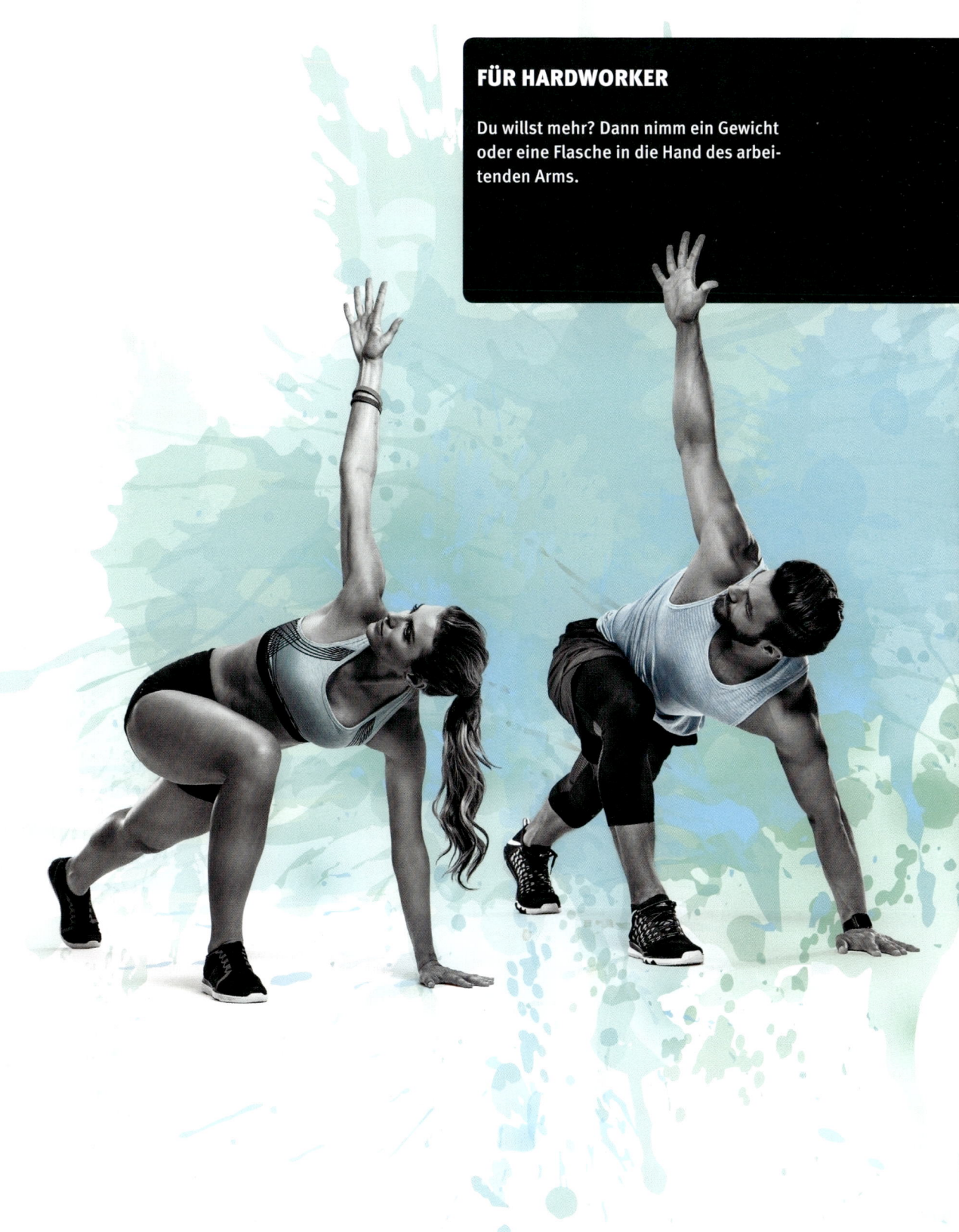

FÜR HARDWORKER

Du willst mehr? Dann nimm ein Gewicht oder eine Flasche in die Hand des arbeitenden Arms.

CARDIO-ÜBUNGEN

Wer neben dem Muskelaufbau auch noch ein paar Pfunde abtrainieren will, für den sind Cardio-Übungen genau das Richtige. Hier findest du die besten Übungen, um die Fettverbrennung anzukurbeln.

MOUNTAIN CLIMBER

Ein quälender Allrounder mit Dreifachwirkung: Bauchspannung, schlanke Taille und Verbrennung.

1 Ausgangsposition ist der Liegestütz: Stell die Füße schulterbreit auf dem Boden auf, platziere die Hände unter den Schultern, mach den Rücken gerade und spanne den Bauch an. Der Blick geht zum Boden.

2 Beginne nun, abwechselnd das linke und rechte Knie in Richtung des gegenüberliegenden Ellbogens anzuziehen und wieder zu strecken. Der Rücken bleibt während der Bewegung gerade, der Blick weiterhin zum Boden gerichtet. Die Hüfte dagegen darf sich mitdrehen, denn so arbeiten auch die Bauchmuskeln mit.

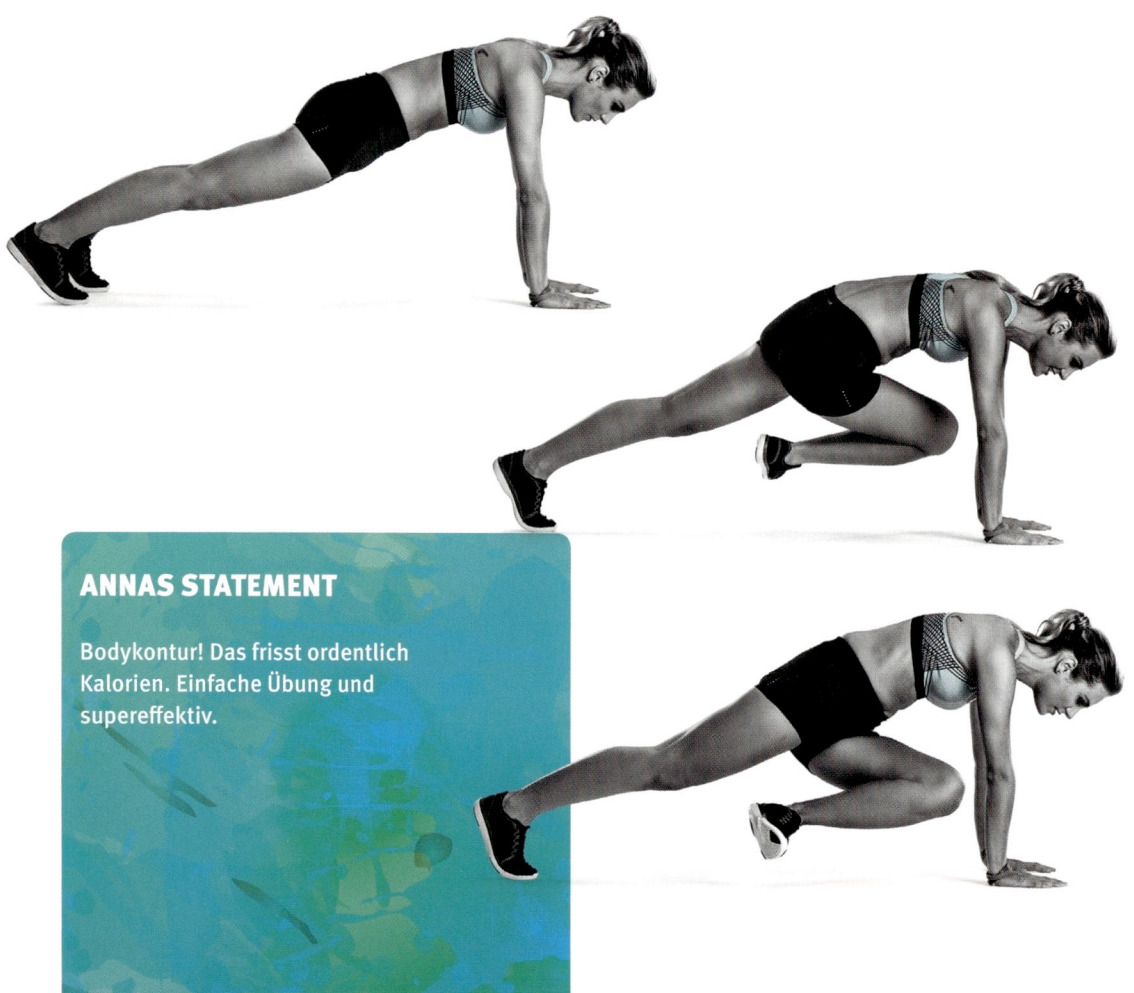

ANNAS STATEMENT

Bodykontur! Das frisst ordentlich Kalorien. Einfache Übung und supereffektiv.

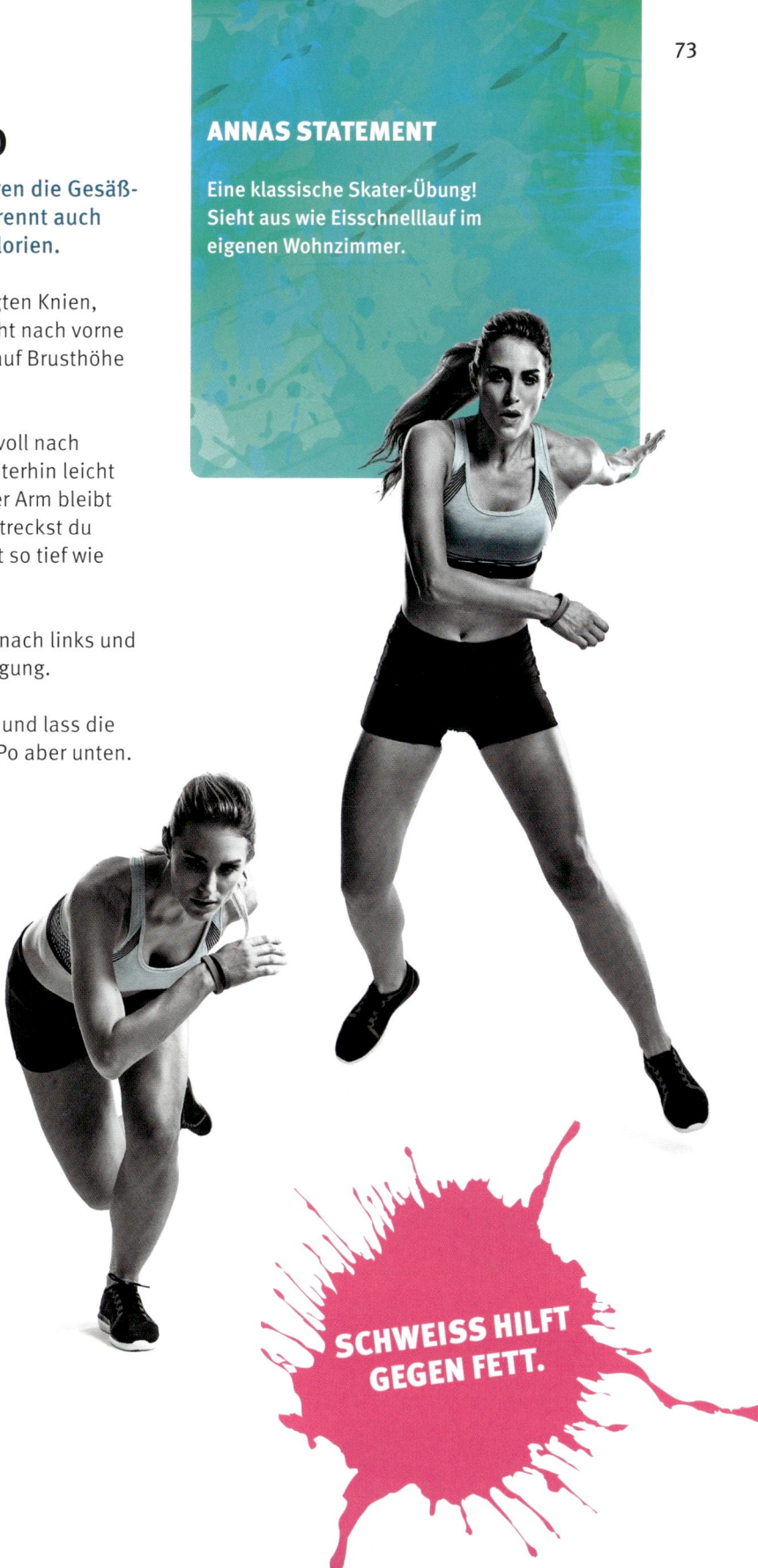

LATERAL BOUND

Die kleinen Sprünge aktivieren die Gesäßmuskulatur. Außerdem verbrennt auch diese Übung jede Menge Kalorien.

1 Du stehst mit leicht gebeugten Knien, den Oberkörper ebenfalls leicht nach vorne geneigt. Die Hände hältst du auf Brusthöhe zusammen.

2 Springe zunächst schwungvoll nach rechts. Du bist auch dabei weiterhin leicht nach vorne geneigt. Dein linker Arm bleibt vor dem Körper, den rechten streckst du nach hinten. Und der Po bleibt so tief wie möglich unten.

3 Springe kontrolliert wieder nach links und wechsle die Arme in der Bewegung.

4 Springe flüssig hin und her und lass die Arme schön mitarbeiten, den Po aber unten.

ANNAS STATEMENT

Eine klassische Skater-Übung! Sieht aus wie Eisschnelllauf im eigenen Wohnzimmer.

SCHWEISS HILFT GEGEN FETT.

BURPEE

Drei in einem: Kniebeuge + Liegestütz-position + Strecksprung = Burpee.

1 Du stehst zunächst aufrecht, die Beine etwas mehr als hüftbreit geöffnet. Dann gehst du in die Hocke und legst die Hände etwa schulterbreit vor den Füßen auf den Boden. Handflächen und Sohlen haben ganzflächig Bodenkontakt.

2 Drücke die Füße kräftig vom Boden ab und springe in die Liegestützposition, indem du die Beine nach hinten ausstreckst. Spanne den Bauch richtig an, damit du bei der »Landung« nicht durchhängst. Die Schultern befinden sich jetzt über den Handgelenken. Tipp: Die Profis bauen hier zusätzlich noch eine Liegestütze ein.

3 Nun springst du wieder nach vorne zu den Händen, die Füße stehen wieder komplett auf dem Boden.

4 In einer flüssigen Bewegung springst du jetzt so hoch wie möglich senkrecht nach oben und führst dabei die Arme über die Seite mit nach oben (Strecksprung).

5 Nach der Landung gehst du sofort wieder runter in die Hocke und legst die Hände am Boden ab.

6 Dann geht alles wieder von vorne los.

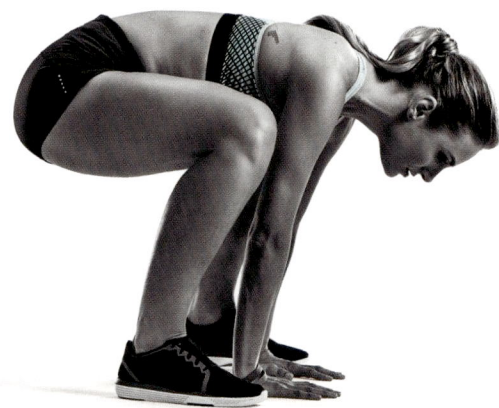

ANNAS STATEMENT

Meine Beziehung zu Burpees ist eine Art Hassliebe. Sie sind zwar seit Jahren ein steter Begleiter. Trotzdem bin ich immer wieder froh, wenn es vorbei ist.

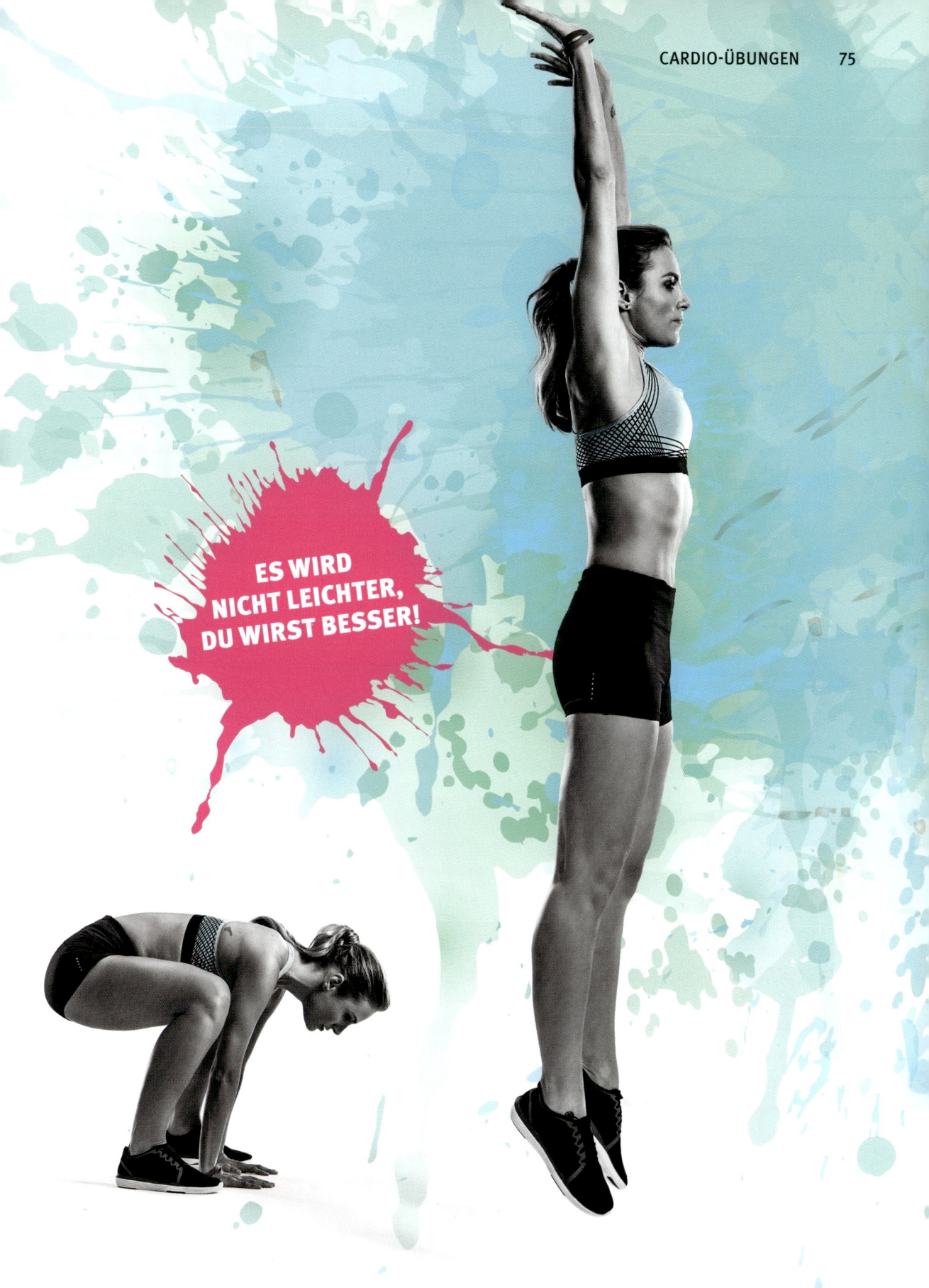

ES WIRD NICHT LEICHTER, DU WIRST BESSER!

DEHNEN

Die Muskulatur verklebt mit den Faszien und wir werden unbeweglicher. Das liegt nicht unbedingt am Training, sondern meistens einfach am Alltag, in dem wir zu viel sitzen und/oder Schonhaltungen einnehmen. Dieses kurze, knackige Dehnungsprogramm macht dich beweglicher, sorgt für eine Tophaltung und lässt eine Trainingseinheit sinnvoll zu Ende gehen.

BODYART – ROTATION STRETCH

Dehnt die Gesäßmuskulatur des gebeugten Beines sowie die Brustmuskulatur und verbessert darüber hinaus die Rotationsfähigkeit der Brustwirbelsäule und die Haltung.

1 Ausgangsposition ist der hüftbreite, aufrechte Stand mit nach oben gestreckten Armen. Ein Bein legst du angewinkelt auf dem Oberschenkel des Standbeines ab. Die Fußspitze ist angezogen.

2 Beuge nun das Standbein langsam und senke den Po nach hinten Richtung Boden ab. Schiebe dabei die Knie nicht nach vorne. Die Arme gehen gestreckt vor das Schienbein, die Handflächen zeigen zueinander.

3 Lege jetzt die fußnahe Hand auf den Steiß und führe die andere auf die Fußsohle.

4 Danach dreht der hintere Arm nach oben, sodass der Daumen zur Decke zeigt. Der Oberkörper rotiert mit.

5 Halte diese Endposition für 30–45 Sekunden. Atme in die Dehnung.

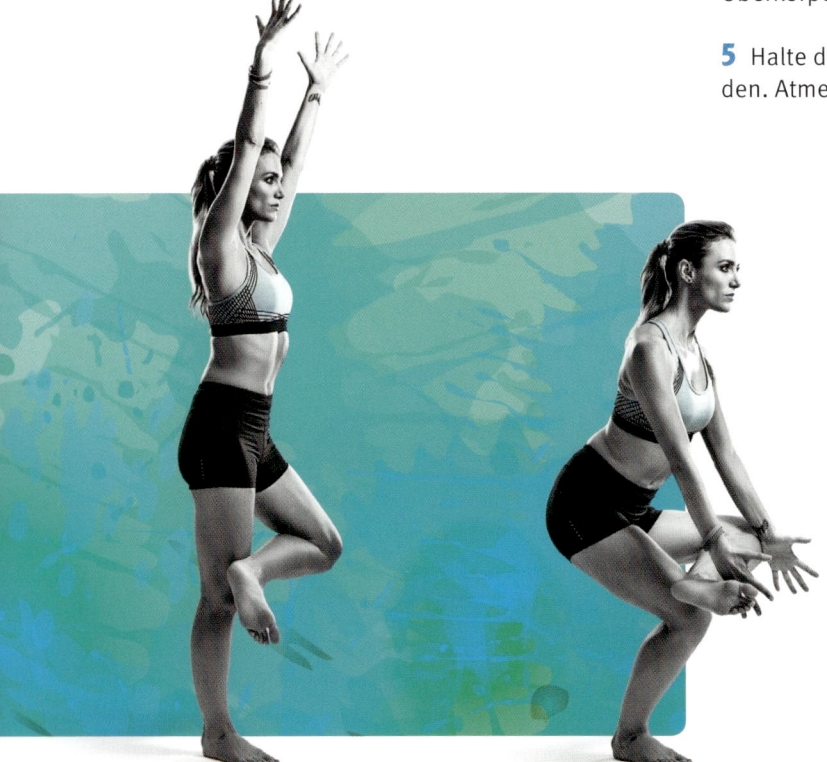
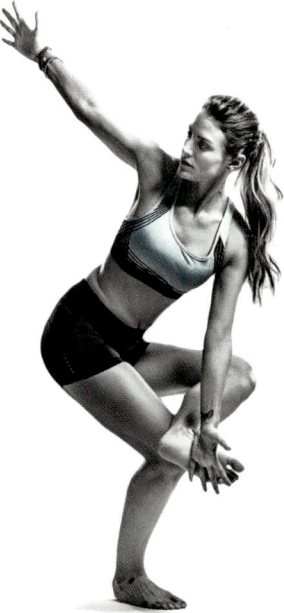

BODYART – STANDING SPLIT

Die perfekte Dehnung für die Muskulatur der hinteren Kette (hintere Oberschenkel, Waden und unterer Rücken).

1 Du bleibst im hüftbreiten Stand und stellst die Hände etwa eine Fußlänge vor den Füßen auf. Beide Beine sind gebeugt.

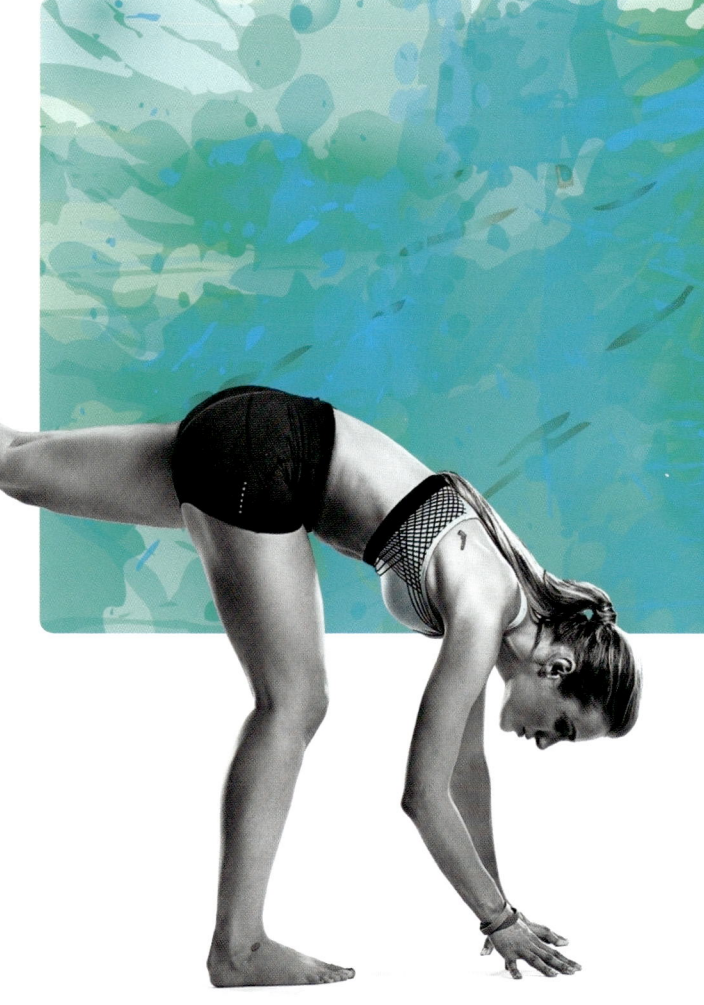

2 Strecke ein Bein nach hinten und hebe es so weit wie möglich an. Versuche die Poseite des Standbeins höher zu schieben als die des gehobenen Beins. Der Oberkörper zieht zum Oberschenkel. Du spürst jetzt deutlich die Dehnung im hinteren Oberschenkel des Standbeins.

3 Halte die Position 30 Sekunden, kehre dann zurück und wechsle die Seite.

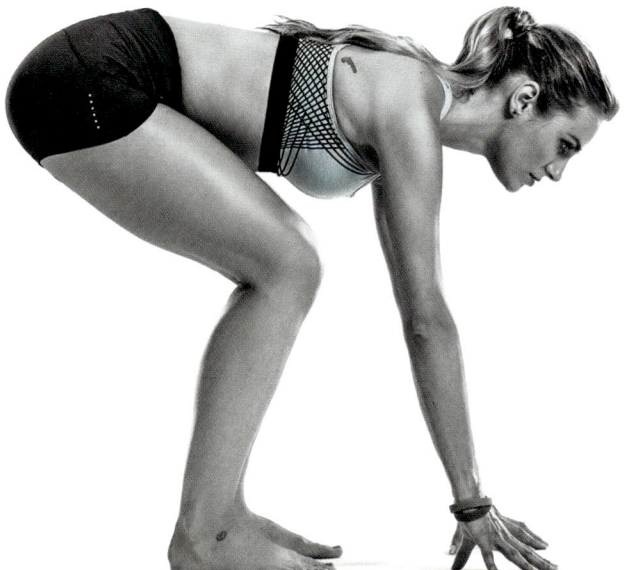

STRAIGHT LEG STRETCH

Noch eine Übung, mit der du die hinteren Oberschenkel und die Waden dehnst. Du benötigst dazu ein zusammengerolltes Handtuch oder ein Theraband.

1 Ausgangsposition ist die Rückenlage. Ein Bein liegt gerade ausgestreckt auf dem Boden, das andere hebst du an.

2 Ziehe die Fußspitze des angehobenen Beins mit dem Handtuch oder dem Band so weit wie möglich heran. Das Knie bleibt dabei komplett gestreckt.

3 Halte diese Position für 30–45 Sekunden.

4 Seitenwechsel nicht vergessen.

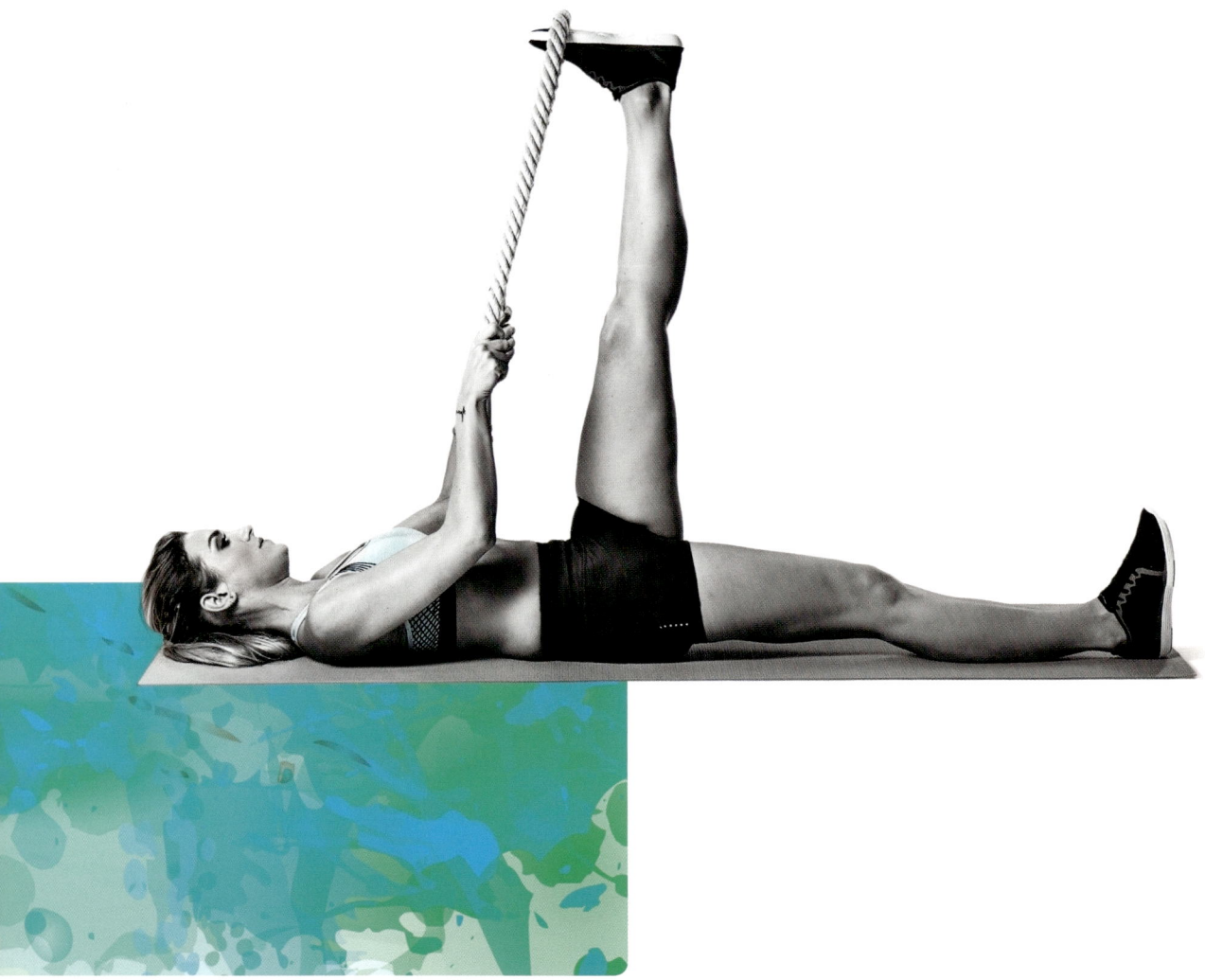

HÜFTBEUGER-STRETCH

Diese Übung dehnt den Hüftbeuger. Du benötigst dafür ein Handtuch.

1 Ausgangsposition ist der Vierfüßlerstand, wobei du die Knie auf das zusammengelegte Handtuch platzierst und mit den Fußspitzen eine Wand berührst.

2 Stelle nun ein Bein vor dem Körper auf, das Knie im 90-Grad-Winkel gebeugt, und richte den Oberkörper auf. Das hintere Bein bleibt unverändert an der Wand.

3 Spanne den Po und den Bauch an und versuche, mit dem Oberkörper weiter nach hinten Richtung Wand zu kommen.

4 Halte die Dehnung für 60–90 Sekunden. Dann gehst du zurück in die Ausgangsposition und dehnst auch die andere Seite

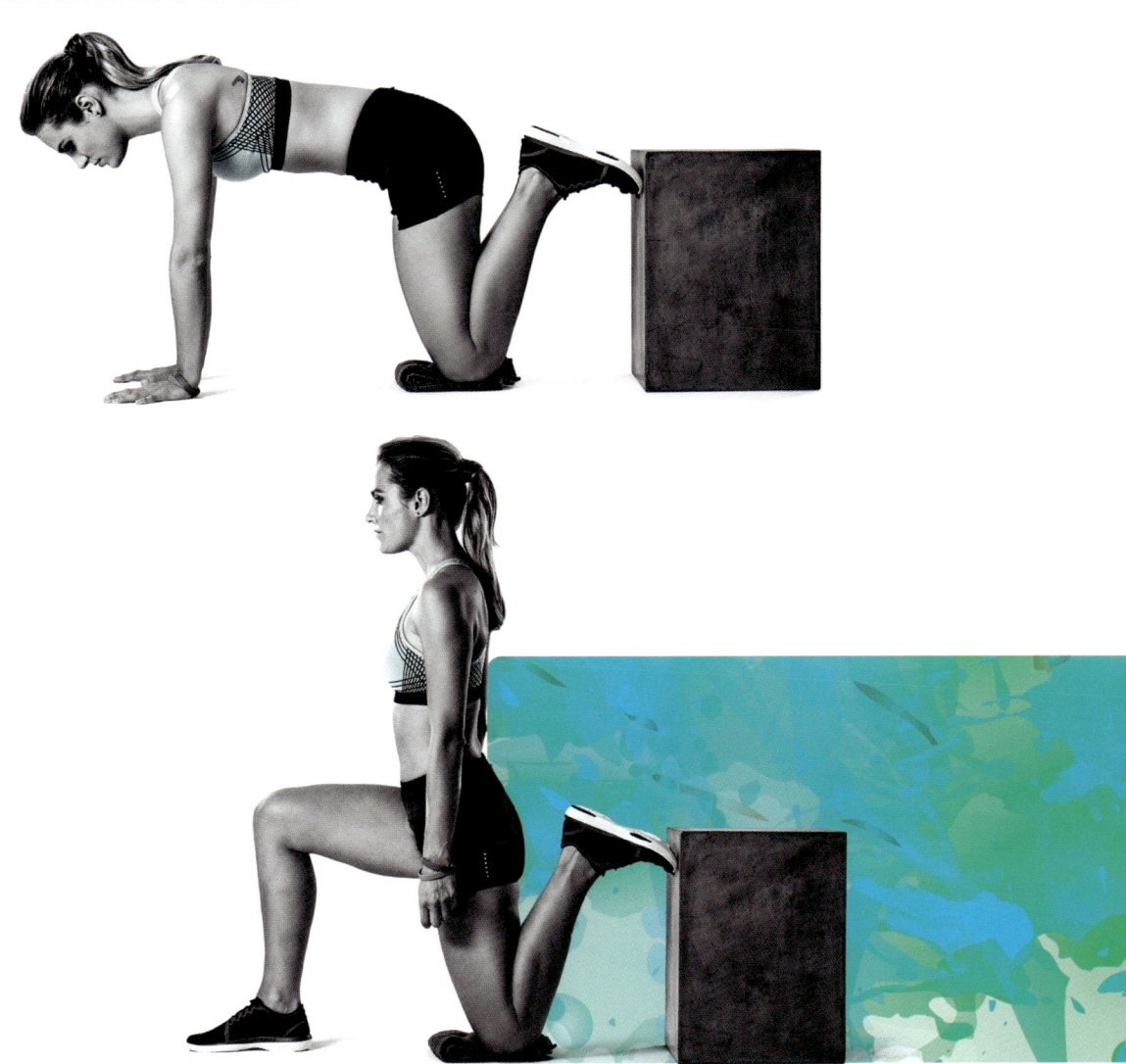

NACHHILFE

Der Squat ist in den nächsten drei Monaten die elementare Übung für die Challenge. Tust du dich mit der Kniebeuge sehr schwer oder hast du Probleme mit der sauberen Umsetzung, hier noch ein paar Tipps, wie es leichter wird. Idealerweise machst du die Nachhilfe direkt vor der eigentlichen Übung. Also eigentlich als »Vorhilfe«.

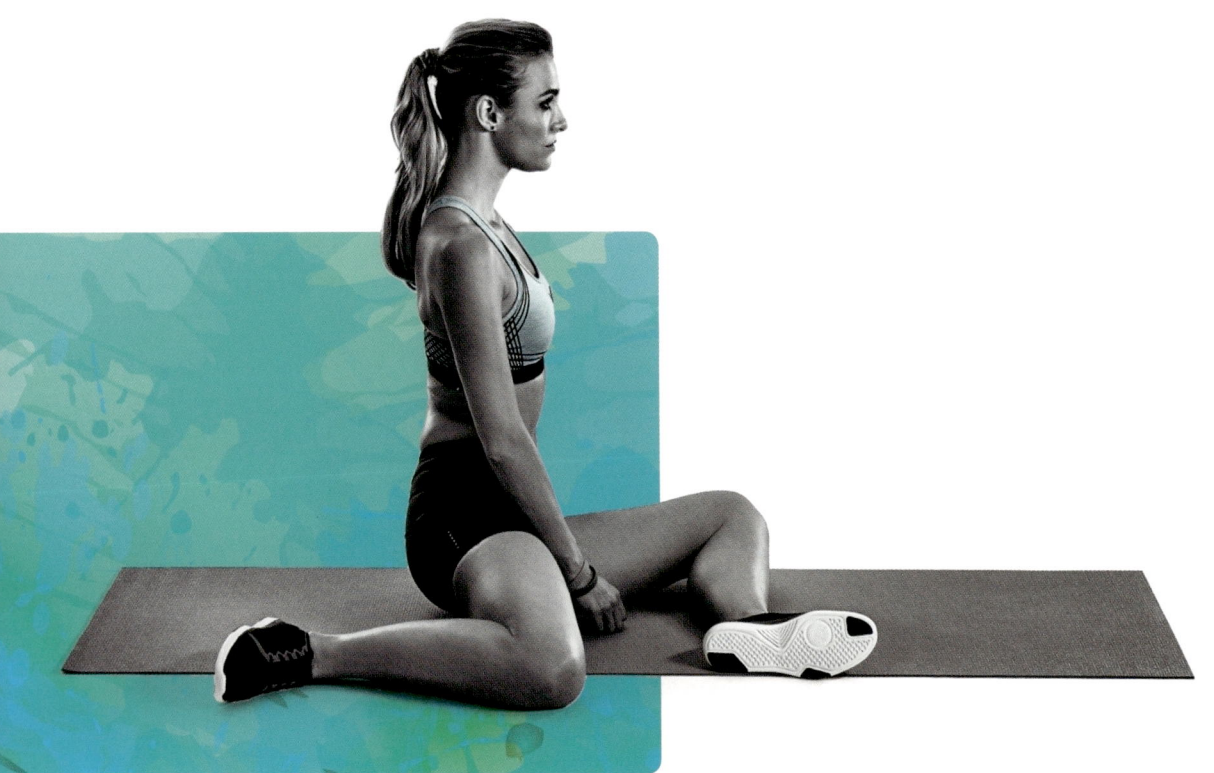

90/90- STRETCH

Das Aufdehnen der Hüftmuskulatur ermöglicht einen tieferen Squat.

1 Die Ausgangsposition ist der gerade aufrechte Sitz.

2 Winkle ein Bein um 90 Grad vor dir an. Das andere Bein positionierst du seitlich neben dem Körper im 90-Grad-Winkel.

3 Beim nächsten Einatmen drückst du das vordere Knie so fest wie möglich nach vorne zum Boden.

4 Beim nächsten Ausatmen lehnst du dich mit geradem Oberkörper nach vorne. Einen Atemzug halten, dann mit dem Einatmen noch tiefer gehen. Ausatmen, noch ein bisschen tiefer gehen …

5 Versuche, in 8–10 ruhigen Atemzügen immer weiter in Richtung Bein zu kommen.

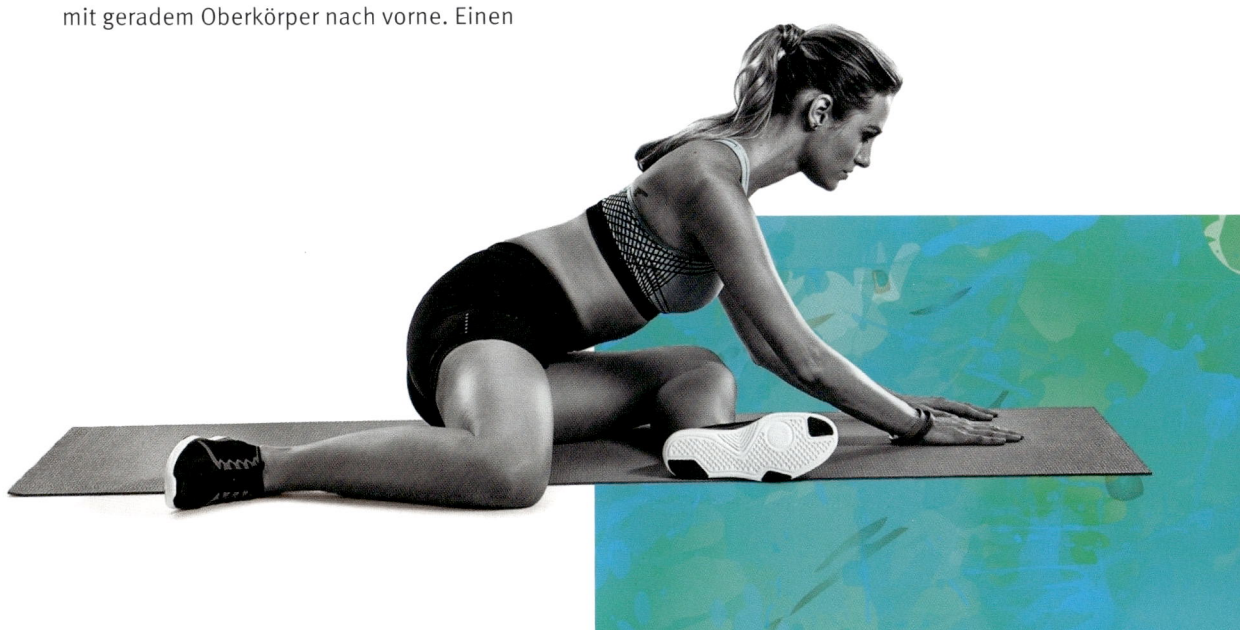

WAND-WADEN-STRETCH

Durch das Dehnen der Wadenmuskulatur wird das Sprunggelenk freier und die Muskeln werden elastischer.

1 Du stehst aufrecht mit dem Bauch zu einer Wand oder einem Türrahmen. Stelle einen Fuß so hoch wie möglich daran und schiebe die Hüfte nach vorne, so weit es die Dehnung der Wade zulässt.

2 Halte den Moment der stärksten Dehnung für 30–45 Sekunden.

3 Löse dann die Position auf und wechsle die Seite.

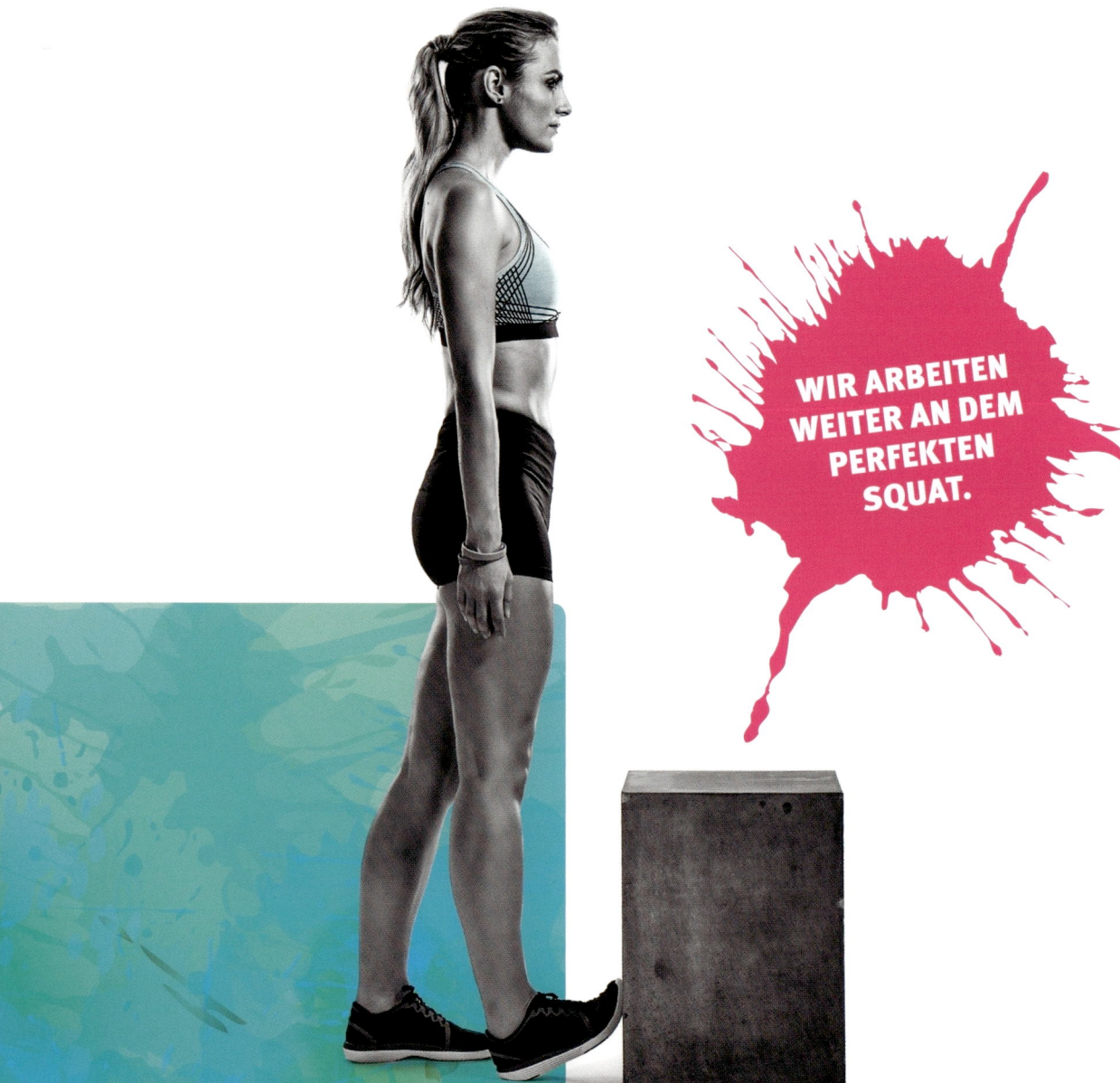

WIR ARBEITEN WEITER AN DEM PERFEKTEN SQUAT.

SPRUNGELENKS-MOBILISATION

Verbessert die Range of Motion des Sprunggelenks.

1 Am Anfang der Übung stehst du in Schritt-stellung direkt vor der Wand, sodass die vordere Fußspitze diese berührt.

2 Beuge die Beine und versuche, mit dem Knie die Wand zu berühren. Die Ferse bleibt dabei komplett auf dem Boden. Das hintere Bein steht locker.

3 Halte die Dehnung pro Knieberührung circa 5 Sekunden.

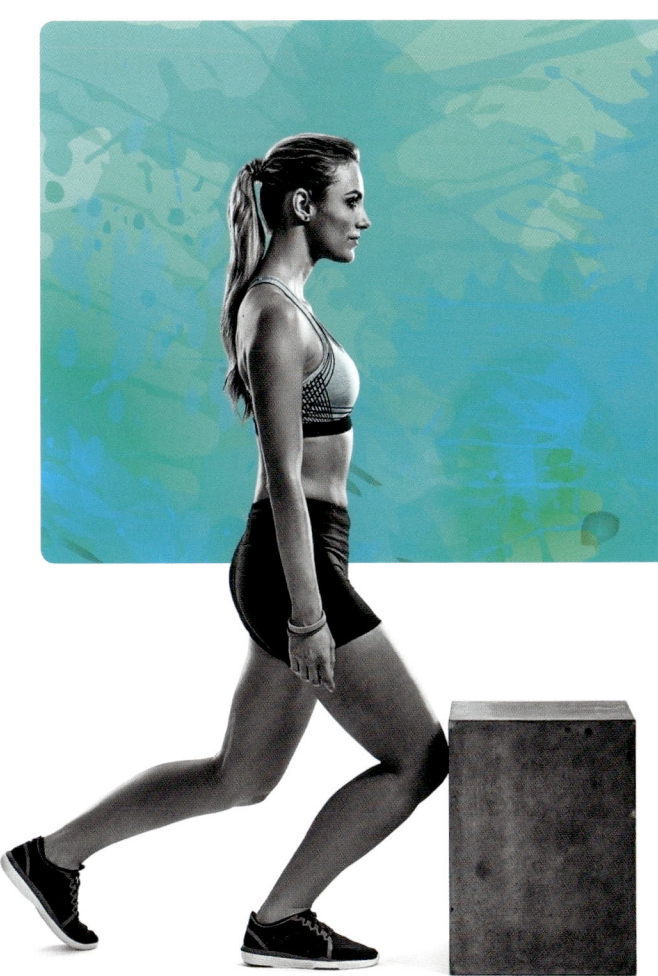

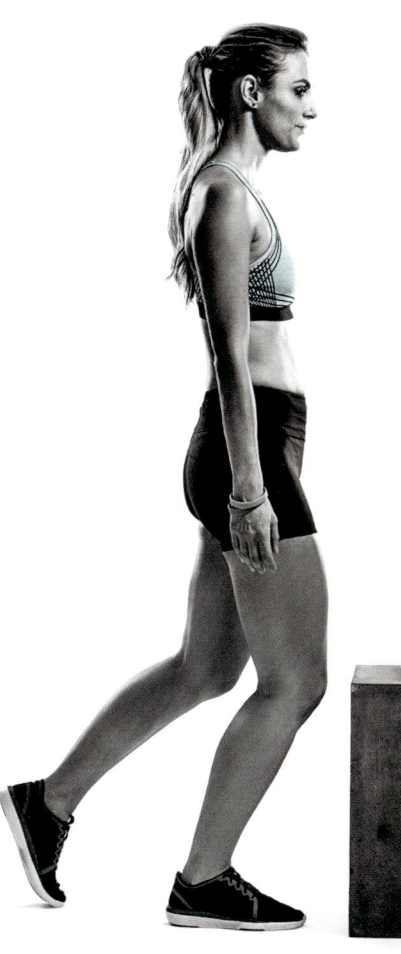

4 Ziehe dann den Fuß ein kleines Stück zurück und versuche erneut den Kontakt mit dem Knie.

5 Wieder 5 Sekunden dehnen.

6 Wiederhole das so lange, bis du die Wand mit dem Knie nicht mehr erreichst, und arbeite dann an diesem Abstand.

7 Wenn es nicht mehr weitergeht, wechselst du auf das andere Bein.

STREBER-WORKOUT

Du hast immer noch nicht genug? Kenn ich auch manchmal. Deshalb hat Erik sich noch ein paar Zusatzsaufgaben überlegt. Du kannst sie an Übungstagen genauso machen wie an trainingsfreien Tagen.

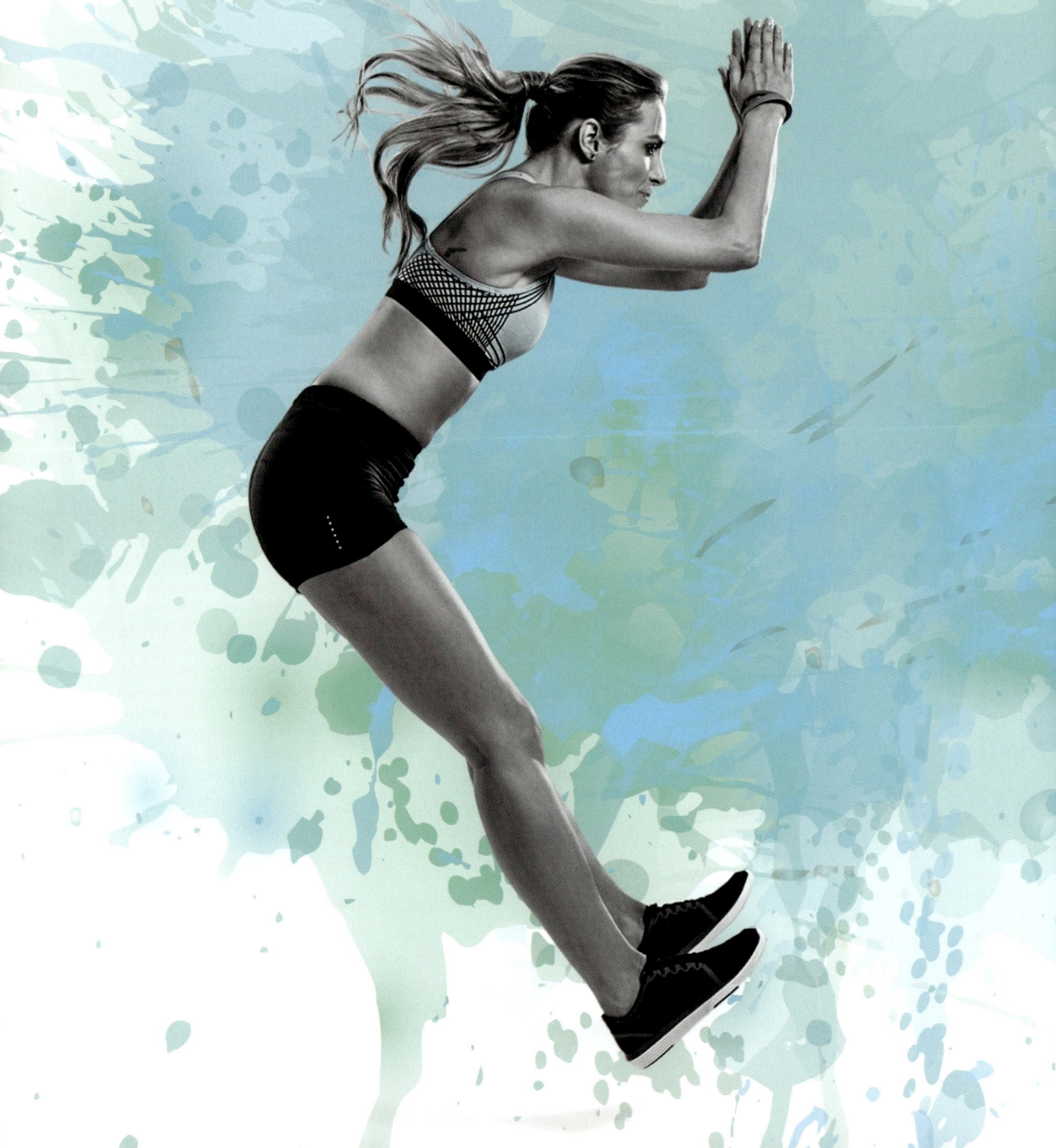

ON TOP FÜR LEVEL 1

Nutze, so oft es geht, die Treppe. Aufzug und Rolltreppe bleiben vorerst tabu. Treppensteigen empfiehlt sich zudem als kurze Trainingseinheit (5–10 Minuten, gerne 2- bis 3-mal pro Woche). Nimm immer zwei Stufen auf einmal. Belaste immer die Ferse und drücke dich über die Ferse ab.

TIPP FÜR POTYP A

Lange Joggingeinheiten haben vorerst Pause. Beende die langen Dauerläufe und ersetze sie durch Intervallläufe mit schnellen Sprints. Erst locker joggen, nach 2–2,5 Minuten dann 30 Sekunden maximal sprinten. Insgesamt 10 Sprints.

TIPP FÜR POTYP B

Cardio-Training ist für dich wichtig. Aber auch hier solltest du auf die Intensität achten. Einheiten von 30–45 Minuten mit höherem Tempo sind empfehlenswert.
Also keine langen Schneckenrennen auf dem Laufband, Crosstrainer oder Rad. Dreh Tempo rein und visiere schnelle 30 Minuten an.

ON TOP FÜR LEVEL 2

Aus dem Treppensteigen werden Treppenläufe. Nimm immer zwei bis drei Stufen auf einmal. Komm stets mit der Ferse auf und rolle über den ganzen Fuß ab. Arbeite nun an deiner Schnelligkeit.

ON TOP FÜR LEVEL 3

Aus den Treppenläufen werden kurze Sprinteinheiten. Stecke dir im Park 30–50 Meter als Sprintstrecke ab und mach pro Satz 5 Sprints. Ich empfehle dir 2–3 Sätze.

BOARD JUMPS

Alternative zu Sprinteinheiten in Level 3! Dafür steckst du dir eine Übungsstrecke von 10–15 Metern ab und springst sie in langen, weiten Strecksprüngen ab.
Du startest dabei in der Kniebeugeposition, schnellst mit beiden Beinen explosiv hoch und springst weit nach vorne. Lass dabei den Rücken gerade und lande kontrolliert mit beiden Füßen gleichzeitig.

TRAININGSPLAN WOCHE 1–4

Es geht los! Ziel ist es, die Wiederholungssätze Woche für Woche kontinuierlich zu erhöhen. Allerdings ist die Anzahl nur ein Richtwert. Wichtiger ist: Klasse statt Masse. Setze auf eine saubere Übungsausführung.

LEVEL 1: TYP A

Achte auf die farbig markierten Bereiche! Dein Fokus liegt auf dem Kraftaufbau.

Und mit Gewichten erreichst du dein Ziel viel schneller.

Trainingstage	SUP/Extra	Übung/Seite	WH pro Satz	Sätze/Woche 1	Sätze/Woche 2	Sätze/Woche 3 + 4
TAG 1 Fokus: Squat, Oberkörper, Core	SUP 1	Squat (Seite 32)	15–20	2–3	3–4	4–5
	SUP 1	Shrimp (Seite 66)	20 Sek.	2–3	3–4	4–5
	SUP 2	Single Leg Squat (Seite 36)	15	2–3	3–4	4–5
	SUP 2	Step-up niedrig (Seite 42)	12–15	2–3	3–4	4–5
	SUP 3	Dip mit angebeugten Knien (Seite 64)	15–20	2–3	3–4	4–5
	SUP 3	Latzug Bauch (Seite 67)	15–20	2–3	3–4	4–5
	Extra	2 Treppen auf einmal steigen – mindestens 10 Min. am Tag				
TAG 2 Fokus: Hinge, Cardio, Core	SUP 1	Standwaage (Seite 56)	10	1–2	2–3	3–4
	SUP 1	Mountain Climber (Seite 72)	40	1–2	2–3	3–4
	SUP 2	Side Plank mit Abduktion (Seite 61 f.)	15	3–4	4–5	5–6
	SUP 2	**Kreuzheben (Seite 48 f.)**	**20**	**3–4**	**4–5**	**5–6**
	SUP 3	Lateral Bound (Seite 73)	30	1–2	2–3	3–4
	SUP 3	Plank (Seite 58)	30–60 Sek.	1–2	2–3	3–4
	EXTRA	Dehnen (Seite 76 ff.)				
TAG 3 Fokus: Squat, Hinge	SUP 1	Wand-Squat (Seite 33)	15–20	2–3	3–4	4–5
	SUP 1	Bridge einbeinig (Seite 51)	15–20	2–3	3–4	4–5
	SUP 2	Single Leg Squat 2.0 (Seite 37)	15	2–3	3–4	4–5
	SUP 2	Step-up ohne absetzen (Seite 43)	10–15	2–3	3–4	4–5
	SUP 3	Standwaage (Seite 56)	10	2–3	3–4	4–5
	SUP 3	Stand-up (Seite 35)	10	2–3	3–4	4–5
	Extra	2 Treppen auf einmal steigen – mindestens 10 Min. am Tag, Dehnen				

LEVEL 1: TYP B

Achte auf die farbig markierten Bereiche! Bei dir geht es darum, durchzuhalten und die maximale Anzahl an vorgegebenen Wieder- holungen zu schaffen. Wenn du dich gut fühlst, kannst du gerne sogar noch ein paar Wiederholungen hinten anhängen.

Trainingstage	SUP/ Extra	Übung/Seite	WH pro Satz	Sätze/ Woche 1	Sätze/ Woche 2	Sätze/ Woche 3 + 4
TAG1 Fokus: Squat, Oberkörper, Core	SUP 1	Squat (Seite 32)	15–20	2–3	3–4	4–5
	SUP 1	Shrimp (Seite 66)	20 Sek.	2–3	3–4	4–5
	SUP 2	Single Leg Squat (Seite 36)	15	2–3	3–4	4–5
	SUP 2	Step-up niedrig (Seite 42)	12–15	2–3	3–4	4–5
	SUP 3	Dip mit angebeugten Knien (Seite 64)	15–20	2–3	3–4	4–5
	SUP 3	Latzug Bauch (Seite 67)	15–20	2–3	3–4	4–5
	Extra	2 Treppen auf einmal steigen – mindestens 10 Min. am Tag				
TAG 2 Fokus: Hinge, Cardio, Core	SUP 1	Standwaage (Seite 56)	10	3–4	4–5	5–6
	SUP 1	**Mountain Climber (Seite 72)**	**40**	**3–4**	**4–5**	**5–6**
	SUP 2	Side Plank mit Abduktion (Seite 61 f.)	15	1–2	2–3	3–4
	SUP 2	Kreuzheben (Seite 48 f.)	20	1–2	2–3	3–4
	SUP 3	**Lateral Bound (Seite 73)**	**30**	**3–4**	**4–5**	**5–6**
	SUP 3	Plank (Seite 58)	30–60 Sek.	3–4	4–5	5–6
	EXTRA	Dehnen (Seite 76 ff.)				
TAG 3 Fokus: Squat, Hinge	SUP 1	Wand-Squat (Seite 33)	15–20	2–3	3–4	4–5
	SUP 1	Bridge einbeinig (Seite 51)	15–20	2–3	3–4	4–5
	SUP 2	Single Leg Squat 2.0 (Seite 37)	15	2–3	3–4	4–5
	SUP 2	Step-up ohne absetzen (Seite 43)	10–15	2–3	3–4	4–5
	SUP 3	Standwaage (Seite 56)	10	2–3	3–4	4–5
	SUP 3	Stand-up (Seite 35)	10	2–3	3–4	4–5
	Extra	2 Treppen auf einmal steigen – mindestens 10 Min. am Tag, Dehnen				

Legende

- Wenn die Übung auf zwei Körperseiten durchgeführt wird, zählt die Wiederholungsanzahl in der Tabelle nur für eine Seite.
- SUP bedeutet Supersatz: Beide Übungen werden direkt nacheinander durchgeführt ohne Pause. Erst danach darfst du verschnaufen.
- Step-up niedrig bedeutet: Wasserkastenhöhe.
- Step-up hoch: mindestens Stuhlhöhe oder 2–3 Stufen im Treppenhaus.
- Board Jumps: immer 10 hintereinander.
- Sprints werden je nach Level ohne Pause durchgeführt.
- Pause bedeutet: Du darfst 60 Sekunden verschnaufen.

TRAININGSPLAN WOCHE 5–8

Versuche von nun an, jeden Satz und jede Wiederholung zu meistern. Achte aber weiterhin auch auf deine korrekte Übungsdurchführung. Gib nicht vorher auf! Probiere gerne schon ein bisschen bei den Gewichten aus.

LEVEL 2: TYP A

Die farbig gekennzeichneten Übungen sorgen in den folgenden Wochen für maximales Muskelwachstum. Probiere aus, mit welchem Gewicht du die Übung noch perfekt sauber ausführen kannst, und meistere jede Wiederholung.

Trainingstage	SUP/ extra	Übung/Seite	WH pro Satz	Sätze/ Woche 5	Sätze/ Woche 6	Sätze/ Woche 7 + 8
TAG 1 Fokus: Squat, Oberkörper, Core	SUP 1	Side Plank mit Abduktion (Seite 61 f.)	15–20	3–4	4–5	5–6
	SUP 1	**Single Leg Squat mit Erhöhung (Seite 38)**	**10–15**	**3–4**	**4–5**	**5–6**
	SUP 2	Step-up erhöht (Seite 42)	10–15	2–3	3–4	4–5
	SUP 2	Squat Jump (Seite 34)	15–20	2–3	3–4	4–5
	SUP 3	Plank mit Abduktion (Seite 59)	60–90 Sek.	2–3	3–4	4–5
	SUP 3	Single Arm Row (Seite 70 f.)	2 x 5	2–3	3–4	4–5
	Extra	Board Jump (Seite 85)	10	1	2	3
TAG 2 Fokus: Hinge, Cardio, Core	SUP 1	Bridge einbeinig (Seite 51)	15–20	3–4	4–5	5–6
	SUP 1	**Standwaage mit leichtem Gewicht (Seite 57)**	**10**	**3–4**	**4–5**	**5–6**
	SUP 2	**Kreuzheben mit leichtem Gewicht (Seite 48 f.)**	**15–20**	**2–3**	**3–4**	**4–5**
	SUP 2	Burpee (Seite 74 f.)	10–15	2–3	3–4	4–5
	SUP 3	Lateral Bound (Seite 73)	40	1–2	2–3	3–4
	SUP 3	Side Plank mit Abduktion (Seite 61 f.)	10–15	1–2	2–3	3–4
	EXTRA	Dehnen (Seite 76 ff.)				
TAG 3 Fokus: Squat, Hinge	SUP 1	Single Leg Jump (Seite 40 f.)	20	1–2	2–3	3–4
	SUP 1	Step-up Jump (Seite 44)	10–15	1–2	2–3	3–4
	SUP 2	Hüft-Bridge (Seite 54)	15–20	3–4	4–5	5–6
	SUP 2	**Single Leg Squat mit Erhöhung (Seite 38)**	**10–15**	**3–4**	**4–5**	**5–6**
	SUP 3	**Standwaage mit leichtem Gewicht (Seite 57)**	**10**	**2–3**	**3–4**	**4–5**
	SUP 3	Squat Jump (Seite 34)	20	2–3	3–4	4–5
	Extra	Sprints 20–30 m (Seite 85), Dehnen (Seite 76 ff.)	1–2	1	2	3

LEVEL 2: TYP B

Setze den Fokus weiterhin auf die farbig markierten Übungen. Sie sind ideal für dich.

Meistere jede Wiederholung und jeden Satz. Ohne Schweiß, kein Preis!

Trainingstage	SUP/ Extra	Übung/Seite	WH pro Satz	Sätze/ Woche 5	Sätze/ Woche 6	Sätze/ Woche 7 + 8
TAG 1 Fokus: Squat, Oberkörper, Core	SUP 1	Side Plank mit Abduktion (Seite 61 f.)	15–20	2–3	3–4	4–5
	SUP 1	Single Leg Squat mit Erhöhung (Seite 38)	10–15	2–3	3–4	4–5
	SUP 2	Step-up erhöht (Seite 42)	10–15	3–4	4–5	5–6
	SUP 2	**Squat Jump (Seite 34)**	**15–20**	**3–4**	**4–5**	**5–6**
	SUP 3	Plank mit Abduktion (Seite 59)	60–90 Sek.	2–3	3–4	4–5
	SUP 3	Single Arm Row (Seite 70 f.)	2 x 5	2–3	3–4	4–5
	Extra	Board Jumps (Seite 85)	10	1	2	3
TAG 2 Fokus: Hinge, Cardio, Core	SUP 1	Bridge einbeinig (Seite 51)	15–20	1–2	2–3	3–4
	SUP 1	Standwaage mit leichtem Gewicht (Seite 57)	10	1–2	2–3	3–4
	SUP 2	Kreuzheben mit leichtem Gewicht (Seite 48 f.)	15–20	3–4	4–5	5–6
	SUP 2	**Burpee (Seite 74 f.)**	**10–15**	**3–4**	**4–5**	**5–6**
	Sup 3	**Lateral Bound (Seite 73)**	**50**	**3–4**	**4–5**	**5–6**
	SUP 3	Side Plank mit Abduktion (Seite 61 f.)	10–15	3–4	4–5	5–6
	EXTRA	Dehnen (Seite 76 ff.)				
TAG 3 Fokus: Squat, Hinge	SUP 1	Single Leg Jump (Seite 40 f.)	20	3–4	4–5	5–6
	SUP 1	Step up Jump (Seite 44)	10–15	3–4	4–5	5–6
	SUP 2	Hüft-Bridge (Seite 54)	15–20	2–3	3–4	4–5
	SUP 2	Single Leg Squat mit Erhöhung (Seite 38)	10–15	2–3	3–4	4–5
	SUP 3	Standwaage mit leichtem Gewicht (Seite 57)	10	2–3	3–4	4–5
	SUP 3	**Squat Jump (Seite 34)**	**20**	**2–3**	**3–4**	**4–5**
	Extra	Sprints 20–30 m (Seite 84 f.), Dehnen (Seite 76 ff.)	1–2	1	2	3

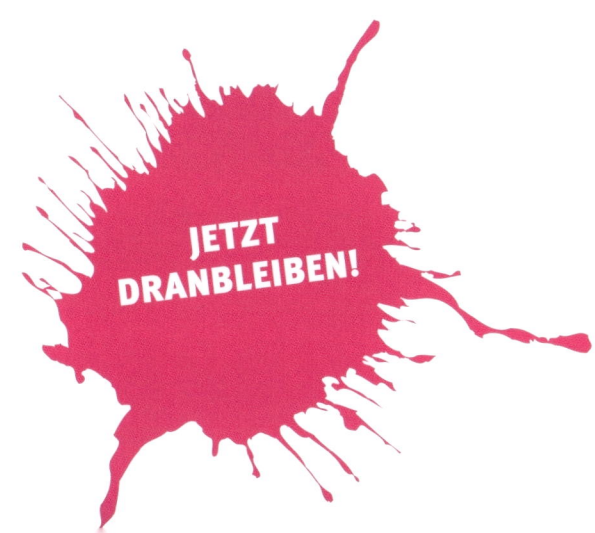

JETZT DRANBLEIBEN!

TRAININGSPLAN WOCHE 9–12

Geh in den letzten vier Wochen ans Limit!

LEVEL 3: TYP A

Verlangsame die Durchführung um einen noch höheren Wachstumsreiz zu erzielen. Schnappe dir die schwersten Gewichte, die du finden kannst, um deinen Arsch maximal knackig rund zu formen. Achte aber immer auf die Spannung im ganzen Körper und auf die richtige Technik. Saubere Ausführung kommt vor maximaler Wiederholungszahl.

Trainingstage	SUP/Extra	Übung/Seite	WH pro Satz	Sätze/Woche 9	Sätze/Woche 10	Sätze/Woche 11 + 12
TAG 1 Fokus: Squat, Oberkörper, Core	**SUP 1**	**Pistol Squat (Seite 46 f.)**	**1–max**	**3–4**	**4–5**	**5–6**
	SUP 1	Side Plank Crunch (Seite 63)	10–15	3–4	4–5	5–6
	SUP 2	Single Leg Squat auf Erhöhungen (Seite 39)	8–12	2–3	3–4	4–5
	SUP 2	Push-up (Seite 69)	10–max	2–3	3–4	4–5
	SUP 3	Squat Jump (Seite 34)	20–25	2–3	3–4	4–5
	SUP 3	Single Arm Row mit leichtem Gewicht (Seite 70 f.)	2x 5	2–3	3–4	4–5
	Extra	Board Jumps (Seite 85)	10	1–2	2–3	3–4
TAG 2 Fokus: Hinge, Cardio, Core	SUP 1	Standwaage mit schwerem Gewicht (Seite 57)	10	3–4	4–5	5–6
	SUP 1	Mountain Climber (Seite 72)	50	1–2	2–3	3–4
	SUP 2	**Handtuch-Bridge (Seite 52)**	**12–15**	**3–4**	**4–5**	**5–6**
	SUP 2	Lateral Bound (Seite 73)	50	1–2	2–3	3–4
	SS 3	Hüft-Bridge einbeinig mit schwerem Gewicht (Seite 55)	15	3–4	4–5	5–6
	SUP3	Burpee (Seite 74 f.)	20	1–2	2–3	3–4
	EXTRA	Dehnen (Seite 76 ff.)				
TAG 3 Fokus: Squat, Hinge	SUP 1	Step-up Jump (Seite 44 f.)	20	2–3	3–4	4–5
	SUP 1	Single Leg Jump (Seite 40 f.)	10–15	2–3	3–4	4–5
	SUP 2	**Pistol Squat (Seite 46 f.)**	**1–max**	**3–4**	**4–5**	**5–6**
	SUP 2	**Side Plank mit Abduktion (Seite 61 f.)**	**15–20**	**3–4**	**4–5**	**5–6**
	SUP 3	Handtuch-Bridge ein- oder beidbeinig (Seite 52 f.)	10–15	3–4	4–5	5–6
	SUP 3	**Kreuzheben mit schwerem Gewicht (Seite 48 f.)**	**15**	**3–4**	**4–5**	**5–6**
	Extra	Sprints 30–50 m (Seite 85), Dehnen (Seite 76 ff.)	1–2	2	3	4

LEVEL 3: TYP B

Es gibt nicht zu viele Wiederholungen. Nun ist alles offen: Geh an dein absolutes Limit und darüber hinaus. Warum 10 Burpees, wenn auch 20 kein Problem sind?

Trainingstage	SUP/ Extra	Übung/Seite	WH pro Satz	Sätze/ Woche 9	Sätze/ Woche 10	Sätze/ Woche 11 + 12
TAG 1 Fokus: Squat, Oberkörper, Core	SUP 1	Pistol Squat (Seite 46 f.)	1–max	2–3	3–4	5–6
	SUP 1	Side Plank Crunch (Seite 63)	10–15	2–3	3–4	5–6
	SUP 2	Single Leg Squat auf Erhöhungen (Seite 39)	8–12	2–3	3–4	5–6
	SUP 2	Push-up (Seite 69)	10–max	2–3	3–4	5–6
	SUP 3	**Squat Jump (Seite 34)**	**20–25**	**3–4**	**4–5**	**5–6**
	SUP 3	Single Arm Row mit leichtem Gewicht (Seite 70 f.)	2 x 5	3–4	4–5	5–6
	Extra	Board Jumps (Seite 85)	10	1–2	2–3	3–4
TAG 2 Fokus: Hinge, Cardio, Core	SUP 1	Standwaage mit schwerem Gewicht (Seite 57)	10	1–2	2–3	3–4
	SUP 1	**Mountain Climber (Seite 72)**	**50**	**3–4**	**4–5**	**5–6**
	SUP 2	Handtuch-Bridge (Seite 52)	12–15	1–2	2–3	3–4
	SUP 2	**Lateral Bound (Seite 73)**	**50**	**3–4**	**4–5**	**5–6**
	SS 3	Hüft-Bridge einbeinig mit schwerem Gewicht (Seite 55)	15	1–2	2–3	3–4
	SUP 3	**Burpee (Seite 74 f.)**	**20**	**3–4**	**4–5**	**5–6**
	EXTRA	Dehnen (Seite 76 ff.)				
TAG 3 Fokus: Squat, Hinge	**SUP 1**	**Step-up Jump (Seite 44 f.)**	**20**	**3–4**	**4–5**	**5–6**
	SUP 1	**Single Leg Jump (Seite 40 f.)**	**10–15**	**3–4**	**4–5**	**5–6**
	SUP 2	Pistol Squat (Seite 46 f.)	1–max	2–3	3–4	4–5
	SUP 2	Side Plank mit Abduktion (Seite 61 f.)	15–20	2–3	3–4	4–5
	SUP 3	Handtuch-Bridge ein- oder beidbeinig (Seite 52 f.)	10–15	2–3	3–4	4–5
	SUP 3	Kreuzheben mit schwerem Gewicht (Seite 48 f.)	15	2–3	3–4	4–5
	Extra	Sprints 30–50 m (Seite 85), Dehnen (Seite 76 ff.)	1–2	2	3	4

REGISTER

ÜBUNGSREGISTER

BÜCHER,
DIE WEITERHELFEN

Bücher aus dem
GRÄFE UND UNZER VERLAG

Cohen, Jennifer/Colino, Stacey: *Strong is the new skinny.*

Fischer, Elisabeth/Lenz, Claudia/Muliar, Doris/Schmedes, Christa/Velske, Gregor: *Low Carb – Das Kochbuch.*

Froböse, Dr. Ingo: *Das Muskel-Workout.*

Hahn, Jan/Bauer, Felix: *Meine Sixpack-Challenge.*

Tschirner, Thorsten: *Das 8-Minuten-Muskel-Workout ohne Geräte (mit DVD)*

Bücher anderer Verlage

Maslow, Mark: *Looking good naked. Schlank, definiert & sexy mit Hanteltraining und Blitz-rezepten.* Südwest, München

Shobeiri, Seyit Ali/Brüggemann, Gela: *No Excuses!* Falken, München

Steinbacher, Robert/Lê, Alexa: *BodyArt. Das einzigartige Training für ein neues Körper-bewusstsein.* Riva, München

Verstegen, Mark/Williams, Pete: *Core Performance. Das revolutionäre Workout-Programm für Körper und Geist.* Riva, München

ADRESSEN,
DIE WEITERHELFEN

www.anna–kraft.tv
Website der Autorin.
Du findest Anna Kraft auch unter:
facebook.com/AnnaKraftAK/
twitter.com/annakraft
instagram.com/annakraft1

www.keinezeitzumtrainieren.de
Internetseite des Coachs Erik Jäger, Personal Trainer und ärztlich geprüfter Gesundheits-trainer, Berlin

www.tet-studio.de
Hier gibt es das Bonusmaterial aus dem TET-Trainingsprogramm.

DANK

Anna: Mein besonderer Dank geht an Erik Jäger für eine Challenge, die hält, was sie verspricht. An Nadine Rupp für ihre Unterstützung bei Organisation und Realisation. An Wolff Fuss für viele tolle Ideen und Inspiration. An Simone Kohl von Gräfe und Unzer für ihr Vertrauen und an Sylvie Hinderberger für ein befruchtendes Lektorat. Danke!
Erik: Ich bedanke mich bei Kremena Wissel für die gemeinsame Kreation des TET-Trainings-programmes, das einen großen Einfluss bei der Erstellung dieses Trainingsbuches hatte.

© 2017 GRÄFE UND UNZER VERLAG GmbH, München
Alle Rechte vorbehalten. Nachdruck, auch auszugsweise, sowie Verbreitung durch Bild, Funk, Fernsehen und Internet, durch fotomechanische Wiedergabe, Tonträger und Datenverarbeitungssysteme jeder Art nur mit schriftlicher Genehmigung des Verlages.

Projektleitung: Simone Kohl
Lektorat: Sylvie Hinderberger
Bildredaktion:
Simone Kohl
Layout und Umschlagkonzept:
Lauterbach wieschendorf design, Berlin
Umschlaggestaltung:
h3a Mediengestaltung und Produktion GmbH, Andreas Grassinger
Herstellung:
Martina Koralewska
Satz: griesbeckdesign, München
Reproduktion:
medienprinzen, München
Druck und Bindung:
Printer Trento, Trento

ISBN 978-3-8338-5993-9

1. Auflage 2017

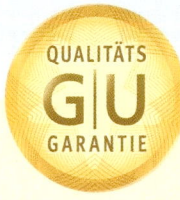

Bildnachweis
Fotoproduktion: Johannes Rodach, München
Weitere Abbildungen: Nadia Gasmi: S.10; Fotolia: S. 18, 19 rechts unten, 57; istock: S. 19 rechts oben und links.
Videoproduktion: DOMAR Film GmbH
Syndication:
www.seasons.agency
Ein Unternehmensbereich der StockFood GmbH, Tumblingerstr. 32, 80337 München, Tel.: 089-7472020

Wichtiger Hinweis
Die Inhalte des vorliegenden Buches und der zugehörigen Übungsvideos wurden mit größtmöglicher Sorgfalt erstellt und haben sich in der Praxis bewährt. Alle Leserinnen und Leser sind jedoch aufgefordert, selbst zu entscheiden, ob und inwieweit sie die Übungen und Anleitungen umsetzen wollen und können. Lassen Sie sich in Zweifelsfällen zuvor von einem Arzt beraten. Weder Autoren noch Verlag können für eventuelle Nachteile oder Schäden, die aus den im Buch und in den Videos gegebenen praktischen Hinweisen resultieren, eine Haftung übernehmen.

Die GU-Homepage finden Sie unter www.gu.de

Liebe Leserin, lieber Leser,
haben wir Ihre Erwartungen erfüllt? Sind Sie mit diesem Buch zufrieden? Haben Sie weitere Fragen zu diesem Thema? Wir freuen uns auf Ihre Rückmeldung, auf Lob, Kritik und Anregungen, damit wir für Sie immer besser werden können.

GRÄFE UND UNZER Verlag
Leserservice
Postfach 86 03 13
81630 München
E-Mail:
leserservice@graefe-und-unzer.de

Telefon: 00800 / 72 37 33 33*
Telefax: 00800 / 50 12 05 44*
Mo–Do: 9.00 – 17.00 Uhr
Fr: 9.00 – 16.00 Uhr
(* gebührenfrei in D, A, CH)

Ihr GRÄFE UND UNZER Verlag
Der erste Ratgeberverlag – seit 1722.

GRÄFE UND UNZER

Ein Unternehmen der
GANSKE VERLAGSGRUPPE

www.facebook.com/gu.verlag

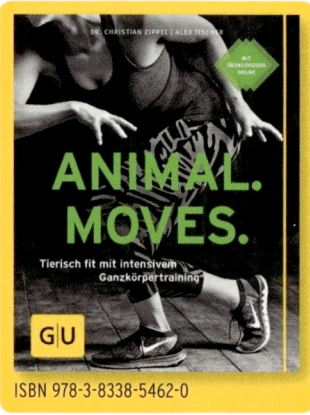
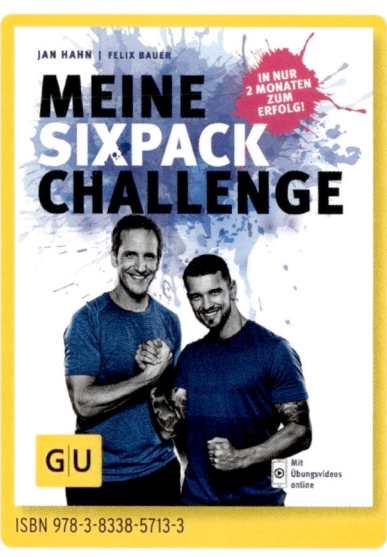
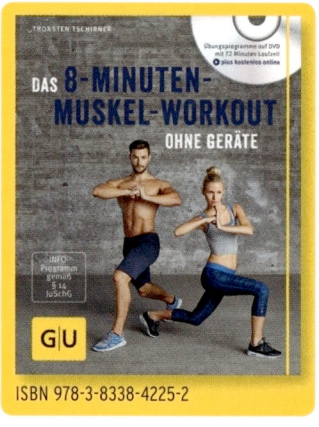
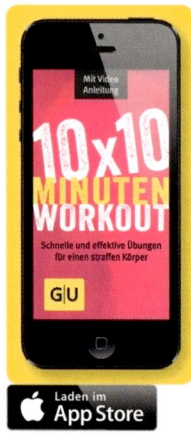
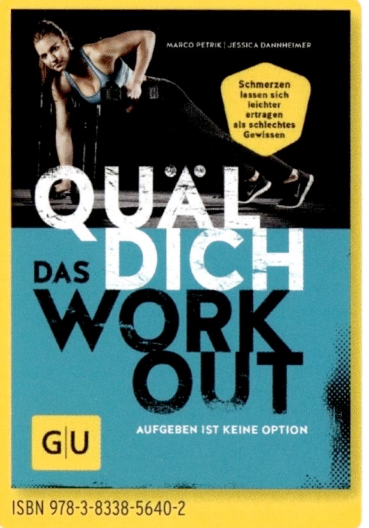
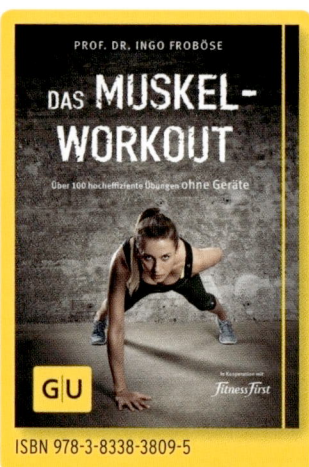
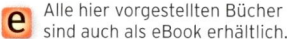
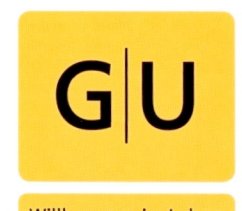